体温の「なぜ？」がわかる生理学

～からだで感じる・考える・理解する～

永島　計　編著

株式
会社 杏林書院

著者一覧（執筆順）

編著者

永島　計（ながしま　けい）→第1章 1・2・4・7・9・11・12・13・15・16・22・31・37・38・
40・45・47・50項，第2章2・5項，第3章1・3・4項
早稲田大学人間科学学術院　教授

著　者

内田　有希（うちだ　ゆき）→第1章3・10・14・17・18・24項，第2章1項，第3章5項
奈良女子大学生活環境学部心身健康学科生活健康学コース女性環境科学研究室　助教

丸井　朱里（まるい　しゅり）→第1章5・6項，第2章3項
早稲田大学人間科学学術院　助教

増田　雄太（ますだ　ゆうた）→第1章8・39項
早稲田大学人間科学研究科博士後期課程
国立スポーツ科学センターハイパフォーマンスジム　トレーナー

時澤　健（ときざわ　けん）→第1章19・20・21・23・25・28・29・34・36・46・48項，
第2章4項，第3章2項
労働安全衛生総合研究所　主任研究員

鷹股　亮（たかまた　あきら）→第1章26項
奈良女子大学生活環境科学系　教授

芝﨑　学（しばさき　まなぶ）→第1章27項
奈良女子大学生活環境科学系　教授

橋本　眞明（はしもと　まさあき）→第1章30項
帝京科学大学医学教育センター　非常勤講師

上條義一郎（かみじょう　よしいちろう）→第1章32項，第3章3項
和歌山県立医科大学リハビリテーション医学　准教授

細川　由梨（ほそかわ　ゆり）→第1章33項
早稲田大学スポーツ科学学術院　専任講師

山崎　文夫（やまざき　ふみお）→第1章35項
山口県立大学看護栄養学部看護学科　教授

田辺　新一（たなべ　しんいち）→第1章41項
早稲田大学創造理工学部建築学科　教授

深沢太香子（ふかざわ　たかこ）→第1章42項
京都教育大学　准教授

鈴木パーカー明日香（すずきぱーかー　あすか）→第1章43・44項
立正大学　専任講師

杉本　直俊（すぎもと　なおとし）→第1章49項
金沢大学医薬保健研究域医学系　准教授

Prologue

1. 体温研究の歴史と生理学について

　体温は，私たちにとって非常に身近な，生体から検知される信号です．たとえば，病院に行くと外来診察の前に体温の測定をしますし，家庭においても体調の判断をするために体温計が常備されていると思います．生体から発せられる信号をバイタルサインと呼び，医学臨床の現場では病気の状態を判断し，緊急時には生死の判断をするために用いられます．脈拍と体温は，数百年前から医学臨床の現場のみならず，日常の生活の中で用いられている代表的なバイタルサインです．最近では，腕に付けたセンサーに脈拍数を表示させて，どれだけの負荷で走っているか確認しながらトレーニングをしている人も少なくないかと思います．バイタルサインの使い方も大きく変わりつつあります．

　バイタルサインを得るには，多くの場合，測定機器の開発を必要とします．脈拍は，私たち自身の触覚を利用して，手首の動脈（橈骨動脈）や首の動脈（頸動脈）に手指をあてて知ることもできますが，体温の測定には体温計が必要になります．温度計はガリレオが発明したと言われていますが，体温計については，1600年代のはじめごろ，今のわき（腋窩）で測定する体温計の原型を，イタリアのサンクトロという人が発明しました．科学としての体温の研究や発展は，その頃にはじまったといって良いでしょう．それから200年後ぐらいに，体温が病気の状態を知るために用いられ（バイタルサインとしての利用），長い年月をかけて今の体温の概念が構築されました．それらの成果と，今なおよくわかってはいない体温の問題についてこの本は解説しています．

　タイトルにもある生理学とはどんな学問なのでしょうか？　ノーベル賞の受賞分野の1つに医学・生理学賞があるのをご存じの方も多いと思います．最近では，日本人として京都大学の山中伸弥教授がIPS細胞の発明で受賞されました．では生理学と医学とはどう違うのでしょうか？　簡単に言うと，医学は病気のしくみや治療の方法を科学的に解明する学問であるのに対して，生理学は正常なからだの機能を明らかにする学問です．しかし，医学は正常なからだの機能を知った上でしか成立はしません．別の言葉で表現すれば，医学は生理学の知識の上に成り立っています．たとえば不整脈という病気があります．通常，定期的に拍動する心臓のリズム（脈拍が1分間に60回うつのであれば，おおよそ1秒に1回心臓は血液を送りだしています）が，ある時は2秒に1回になったり，3回になったりする病気です．それだけでなく，心臓の中の情報伝達が異常をきたすタイプの不整脈もあります．最近，街中で多く見かける体外式自動除細動器（AED）の対象となる病気も不整脈の1つです．異常であることを判断するには，正常の状態を知る必要があり，生理学の知識がまず必要と言えるのです．ただし，この本では病気にかかわる体温の問題にもアプローチしています．

2. 体温の生理学

　生理学には，循環や呼吸，神経など多くの分野が存在します．医学部で使われているような生理学の教科書をみてもらうと，これらは同等に並べられています．しかし，最近の高校の生物の教科書をみると体温の部分はほとんど省かれて，ひどいものでは1ページの半分ぐらいにしか扱われ

ていないものがあります．そのかわり，遺伝子のしくみは10ページぐらいにまでおよんでいます．体温の生理学に思い入れのある私にとっては屈辱でしかありません（笑）．一方，体温についての学修が軽んじられる原因を，うすうすですが私は感じ取っています．また，この結果がどういうことになってしまったかも私は理解していると思っています（思い込んでしまっているというのが正しいのかもしれません）．

　体温の調節は生体の中でも，他の調節（たとえば血圧維持や尿の排泄）と比較して非常に優れたものです．からだの中心の温度は，深部体温あるいはコア温と呼ばれます．驚くべきことに，安静時の深部体温は，ほとんどの人で37℃を中心に±0.5℃程度におさまっています．調節がうまくいかなくなって起こるのが病気です．たとえば，血圧の調節がうまくいかなくなることは，よくみられます．加齢とともに起こりやすくなる高血圧は，その1つです．実際，薬（降圧剤）を毎日服用しながら血圧を正常レベルに調節している人は多くいます．腎臓の機能に問題をかかえている人も多く，問題が大きければ人工透析や腎臓移植などの治療の対象になります．一方，体温についてはどうでしょうか？　この本の中でも一部述べられていますが，ホルモン（具体的には甲状腺ホルモンや副腎皮質ホルモンの分泌異常）によって体温の調節がうまくいかない時や，熱中症や冬山の遭難などによって，高体温や低体温（これも本の中で述べられています）になる場合があります．しかし，体温の調節そのものに問題を抱えている，薬を服用していないと体温が上がったり下がったりして維持できない人はあまりいません．体温の調節にかかわる病気は実は少ないのです．このことは逆に，体温の根本的な異常があると，生命の維持が難しいことを示しているのかもしれません．最近の多くの生理学の研究は，医学の基礎データの収集のために進歩しています．また，治療法，特に薬や診断機器の開発という経済活動とも強く関係した形で発展しています．血圧調節の研究は降圧剤の開発を目的に進歩し，実際，多種の降圧薬が高血圧のメカニズムに応じて使われています．ところが，病気が少なく，治療の対象になりにくい"体温"に，学問や経済の注目がたくさん集まることは少なかったのではないかと私は想像しています．このため，まだまだ体温についての謎は多くあります．ただし，これは体温を知ることの重要性を否定する根拠にはまったくなりません．

3．体温の生理学の面白さと重要性

　体温は私たちのの日常の生活やその問題，環境の適応に大きくかかわっています．この本の著者らの専門分野も，生理学のみならず気象，建築，被服など多岐にわたっています．体温の生理学は，私たちが日常の生活の中で安全かつ快適に暮らしていく（well‒being）には，どうすればよいのかにまで大きくかかわっています．その点で，体温の生理学は，医学の基礎という位置付けからは大きく逸脱した，特別な学問分野だと言えます．単なる生物学，生理学，医学の一分野と位置付けるには，収まりきれないほど大きなテーマなのです．生活の多くの時間を過ごす家やオフィスの気温をどうすれば良いのかを決めるのも，体温の生理学の知識や研究結果が非常に重要になります．家ではリラックスをしてからだを休めることが必要ですが，オフィスでは疲労をためずに，かつ作業効率を上げる室温設定が必要です．果ては，宇宙旅行をしたり，惑星に滞在するための衣服や環境の構築にも必要です．この際には生命の維持を考え，次に快適性を考える必要があります．感染症の早期察知のために，さまざまな方法で体温の測定がなされていますが，どのような測定機材を使って，からだのどの場所で測れば良いのかについても，体温の生理学はその知見を与えてくれます．最近の大きな問題として，地球温暖化によって起こる気象変動に対して，からだがどのように応答

するか理解することや，その対処方法についてもヒントを与えてくれるのです．

4．体温の「なぜ？」がわかる生理学の特徴

"体温の学修や研究"で面白い部分は，自分のからだで感じることができること，そして自分のからだで感じたことを疑問や実験仮説の端緒として展開できることです．実際の研究成果につながったいくつかの知見を示してみましょう．ハッカに含まれる成分であるメントールは涼感を与えてくれます．冷湿布にも含まれている成分です．捻挫して腫れて熱感で不快な患部に冷湿布を貼ると，冷やして炎症を止めてくれているような気分になり，痛みも少し和らぐ気がします．ところが，この記述は間違いなのです．メントールには患部を冷やす作用はなく，冷感のみを惹起する物質なのです．湿布を貼った患部の皮膚の温度を測っても，あまり変化はありません．このしくみは，皮膚に分布する感覚神経にはTRPM8という冷たさを感じる分子が細胞膜上に存在していることに関係しています．皮膚に冷たい刺激があるとTRPM8を介して感覚神経を興奮させ，脳に冷たいという情報を伝達することが明らかにされました．TRPM8は同時にメントールに結合する部分を持ち，メントールが結合すると同じように感覚神経は興奮して脳に冷たいと情報伝達します．しかし，この場合，皮膚は冷やされているわけでないので，私たちは冷たいと勘違いをしてしまうのです．同様に，唐辛子の辛味成分であるカプサイシンは熱さを誘導しますが（辛いのをHotとも言いますね），熱さ感覚にかかわる分子であるTRPV1を勘違いさせて起こることが明らかにされています．他にも，大食いなのに太りにくい人がいますが，陰で運動にいそしんでいるのだけが理由ではなく，からだの燃焼を促すような褐色脂肪組織を多く持っていることが関係していることなどがわかってきています．以上のように，体温にかかわる疑問点を自分自身のからだを起点として，理解を深めてもらうことがこの本のねらいです．また，これが体温の生理学の特徴で，面白い点でもあるのです．

先に述べたように，体温の生理学は，医学の基礎の範疇にねじ込むには大きすぎる分野です．また，体温の生理学の知識を必要とする人たちは，医学や看護学，生命医科学を学ぶ人たちに限ったものではありません．このため，本書では，いろいろな科学分野の観点から体温の生理学を学修してもらうことを意図しました．このため体系的に学んでいく従来の生理学の教科書とはまったく異なりますし，話題は温泉や空調，地球環境まで及んでいます．最初は錯綜していると思われるかもしれませんが，読み終わったあとには必ず体温の生理学の知識が，私たちの健康や生活においてどれだけ重要で密接しているか，さらに，さまざまな問題を解決してくれる手段になり得るかを理解していただけると信じています．また，こんなことが知りたい，研究をしてみたいという知的欲求の着火剤になれば幸いです．

5．体温の「なぜ？」がわかる生理学の使いかた

この本は3章からできています．1章＞2章＞3章の順に専門性は上がりますが，基本的には，通常の教科書のような堅苦しい読み方のお作法はありませんし，そのように構成をしたつもりです．ただし，辞書がわりでなく，興味のあるところから自由に読み進めていただくことが，この本のスタイルであり，そのように使っていただくのが，私の希望です．はじめて体温の生理学を学ぶ人も多いと思いますので，次に読み方の一例を書いてみました．

第1章は，"からだで感じて考えてみよう"の見だしで，50個のトピックスから成り立っています．先に述べた，自分自身のからだにかかわる体温の疑問点をもとに，自由に読み進めていただければ

良いです．たとえば，部活動などで自分や友人が熱中症になった経験があれば，どうしてそうなったのか，どうすれば防ぐことができたのか，さらにパラリンピックなどからだに障害のある人たちのリスクはどうなのだろう，と自分になぜ？（疑問）を提示しながら読み進めていただけると理解が進みます．熱中症にかかわる複数のトピックスを用意しています．できるだけ平易な言葉づかいを心がけてはいますが，生理学の学修には，ある程度の専門用語の習得が必要になります．これらは，重要用語として文中に太字で示しています．わからなければ，ネットなどで調べてもらっても答えは出ますし，他のトピックで類似した専門用語が出ている箇所を読んでいただければさらに理解が進みます．1章を70％読んでいただければ，体温の生理学について，初学者の友人に説明してあげられるレベルに達すると思います．

　第2章は，"特性で理解してみよう"です．ここでは，1章のトピックスで得た知識をもとに，年齢や性差でグループ分けをした場合の体温の特徴を学修します．さらに，いまだ完全には解明されていない暑さへの"なれ"の問題，温熱環境を評価する際の個人差のメカニズムの話題についても解説していきます．オフィスの温度設定をする際に，人によっては暑かったり，他の人にとっては寒かったりと，社会問題にまで発展していますが，これを科学的に検証しようする試みなども紹介しています．環境と生体のかかわりについても学んでいきます．

　第3章は，"メカニズムを理解しよう"です．ここは，応用編，研究編となっていまして，最近の研究の知見や，まだ明らかではないことが記載されています．2章まで読んでいただいた読者の方々には，少しディープな体温の生理学の面白さを味わっていただけると思っています．

2021年1月　永島　計

Contents

第1章　からだで感じて考えてみよう

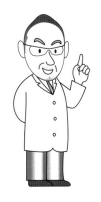

ねらい

体温にかかわる問題は，多くの学問の分野にまたがっています．このため，いざ学修しようとすると，どこから手をつけていいかわからない，という人も多いと思います．本章は，私たちの日常生活で感じている疑問や問題から体温について知ってもらうことをねらいとしています．たとえば暑い時にでる汗の役割，睡眠と体温の関係，さらに脳で行われている調節や暑さ感覚のしくみ，身につける衣服から地球温暖化の影響まで，自分の興味がある項目や疑問に思っている項目から，順番は気にせず自由に読み進めてみてください．

1 体温とは何なのか

　文字通り体温とはからだの温度です．でもその意味は，生物によって大きく異なります．たとえば，細菌のような小さな単細胞生物では，体温と環境温度はほぼ同じであり，この2つの温度とその意味を区別する必要はありません．単細胞生物〜少ない細胞数からなる生物にとっては，生存に適切な環境温度が体温であると言えます．しかし，生物が多細胞化，巨大化してくると生体の内外での温度較差が生まれます．これは，細胞が代謝を行うからです．代謝とは生存のために栄養を分解してエネルギーとして用いたりする過程を指します．ここで重要なことは，細胞で起こる代謝によって生まれるエネルギーや，細胞の動きは，最終的に熱に変換されるということです．少ない細胞数の生物であれば，熱は瞬時に環境へ拡散し，ほとんど細胞の温度を変化させることはありません．しかし，多細胞化した生物では，熱が蓄積し，温度が維持される細胞群が内部に生じます．ここではじめて「**体温**」という概念が生まれます．また，すべての細胞にとって適切な環境温度をいかに維持するか，すなわち**体温の恒常性**の維持が重要な問題となります．

　図1-1は，ヒトにおける体温の概念を模式化して示しています．生物であるヒトでも物理学の法則に従い熱が移動します．からだを構成する細胞の活動は熱を生み（**熱産生**：産熱），その熱は環境へと逃げていきます（**熱放散**：放熱）．熱産生＝熱放散（熱産生と熱放散が等しく，図のシーソーのバランスがとれている状態）であれば体温は一定に維持されます．一方，熱産生＞熱放散（熱産生の方が熱放散に比べて大きい状態）であれば体温は上昇しますし，熱産生＜熱放散（熱放散の方が熱産生に比べて大きい状態）であれば体温は下降します．非常に単純なのです．ヒトの場合を考えれば，激しい運動をすれば代謝が上昇して体温が上昇し，逆に，冷たい水の中に転落するような事故にあえば，体温は下がり続けることになります．しかし，漫然と体温が変化することを見過ごしていては生命の危機に曝されてしまいます．この産熱と放熱のバランスを変えてなんとか体温を維持しようとする「はたらき」が生じます．この「はたらき」こそ体温調節なのです．もっとも簡単な方法は，自らのいる**温熱環境**を変えて熱放散を変化させることです．熱放散は，体温と環境の温度の差によっても決まるからです．たとえば，より温暖な環境に移動すると，熱放散の量は低下し，体温を維持することが可能になります．しかし，後述する恒温動物の体温調節は，自ら熱産生や熱放散を変

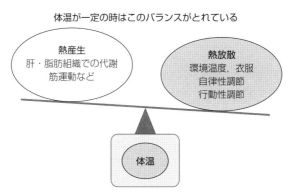

体温が一定の時はこのバランスがとれている

熱産生
肝・脂肪組織での代謝
筋運動など

熱放散
環境温度，衣服
自律性調節
行動性調節

体温

図1-1　ヒトにおける体温の概念の模式図

化させて体温を上下させ，急な環境温度の変化などの外乱に対して体温の恒常性
を維持することを可能にしています．たとえば代謝を増加させれば，環境の変化
がなくても体温を上昇させることが可能になります．

　ヒトはさまざまな方法で体温調節を行い，環境が大きく変化しても生活が可能
な代表的動物です．大きく見積もって，通常の環境から±50℃の気温変化の中
でも生活が可能です．しかし，体温そのものの許容範囲は37℃を中心に±4〜5℃
程度がせいぜいです（Hensel et al., 1973）．体温が34℃以下になると低体温症と
なり，生命の維持が危うくなってきます．高体温では，43℃を超えて生存でき
る能力を持つヒトはまずいません．低温はともかく，高温では細胞の構造・機能
に不可逆的（温度が正常に戻っても元どおりにはならない）な変化が生じてしま
います．しかし，すべての生物が同じような体温で生活しているかというとそう
ではなく，鳥類の体温は40℃以上に常に維持されています．犬でも体温が38℃
ぐらいに維持されています．同じ恒温動物でも，体温の違いにどのような意味が
あるか，実はわからないことも多いのです．

文　献

Hensel H, Bruck K, Raths P（1973）Body temperatures. In: Precht H,Christophersen J, Hensel H,
　et al., eds., Temperature and Life. pp509-520, Springer.

【永島　計】

2　体温を決める環境要因とは

　ヒトが影響を受ける温熱環境を評価するには，実は一般的に知られる気温のみでは不十分で，さまざまな要因を考慮する必要があります．特に生命活動に伴う熱の産生や熱の放散は，温熱環境に大きく影響を受けます．建物や衣服は，ヒトを取り巻く，ごく狭い範囲の温熱環境であり，かつ温熱環境を整える目的も備えているとも言えるのです．

　しかし，気温は私たちヒトにとって最も身近な環境要因です．この大きな理由は，ヒトと環境のインターフェースとして皮膚が重要な役割を持ち，かつ，皮膚には非常に多くの生体の温度センサーが存在するためです．気温の変化は，私たちの意識にのぼりやすく，温熱環境の変化をとらえられます．ヒトの皮膚温度は自分の体温とからだを取り巻く環境要因で決まります．この皮膚温度が，私たちの暑さ寒さ感覚を決める大きな因子の1つです．多くの場合，環境の温度より，ヒトの皮膚温度は高く，からだの熱は何もしなくても物理的に環境へ移動しています．このような，気温，皮膚温の適切な関係はヒトの好ましい温熱環境の基本であり，この関係の大きな変化は体温に強い影響を与えることになります．

　体温に影響する環境温度は，厳密に言うと，気温でも室温でもなく皮膚の表面近くにある空気の温度です．皮膚と空気の接触面での熱の流れを決定する要因の1つは，その温度差であり，その「しくみ」は**伝導**と呼ばれます．通常の場合，ヒトを取り巻く環境温度は，皮膚温より低いため，常に熱がからだから環境へ逃げています．この状態で，からだの熱のバランスがとれています．安静にしていればヒトが体内でつくる熱（基礎代謝を反映）と皮膚から逃げる熱は同じになっています．このバランスがうまくとれた状態にある時，ヒトは暑くも寒くもない状態になります．

　ではヒトにとって暑くも寒くもない環境温度はどれぐらいなのでしょうか．一般に，この暑くも寒くもない環境温度では，安静にしていると，ヒトが行う体温調節反応は最も小さくなると言われており，**温度中性域**と呼ばれます（**図1-2**）．裸体のヒトを部屋に入れて測定してみると，年齢，人種，男女の違いはありますが，27〜31℃の間の環境温度だと言われています（Pallubinsky et al., 2019）．

　ヒトの体温において影響を与える環境要因は，気温以外にも多くあり，湿度，放射温度，気流，着衣量，活動量などが代表的なものです．暖かい空気は比重が軽いため，私たちの皮膚が直接外気に接する部分は，上昇して逃げていき，代わ

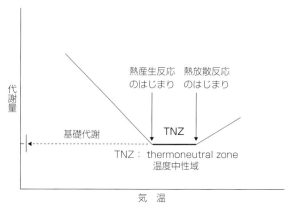

熱産生反応　熱放散反応
のはじまり　のはじまり

TNZ

TNZ : thermoneutral zone
温度中性域

基礎代謝

代謝量

気　温

図1-2　温度中性域（TNZ）の概念図

りに比重の重い冷たい空気がやってきます．この空気の入れ替わりを対流と呼びます．**対流**は，このようにからだの周囲の空気が温められて生じる場合もありますが，ヒトに強く影響を及ぼすのは風です．風は，暑い時にはからだの周りの暖かい空気の層を破壊してくれるので，風は涼しく感じます．一方，寒い時には，せっかくできた暖かい空気の層が冷たい空気に代わって置き換えらてしまうので，寒さが一層増すことになります．衣服は対流や風の影響を小さくする優れたツールなのです．気温や服装などによっても異なりますが，時速6 kmの風速は，時速1.5 kmの風速の場合と比較して，からだからおよそ2倍の熱を奪うと言われています（Havenith, 2002）．

　湿度も体温に影響を与える大きな因子です．皮膚や気道（呼吸に伴い）からは，常に水蒸気として水がなくなってしまいます．1日およそ500-800 mLの水が，この水蒸気として体液から失われています（**不感蒸泄**）．ここで重要なのは，水が水蒸気に変化する際には，水1 Lあたり580 kcalの熱量を奪うことです．また，運動時などで汗をかく（発汗）と，皮膚からの蒸発により積極的にからだからの熱の放出を促進します（第1章8項参照）．これを**蒸散性熱放散**と呼びます．

　輻射は高温の物体表面から，低温の物体表面に入ってくる電磁波（主に赤外光）として，直接熱（輻射熱）を伝えます．すなわち，伝導や蒸散のように，間に何らかの分子が存在する必要はありません．太陽の光が暖かいことや，地面からの照り返しの暑さは輻射の影響です．実は，人混みでの暑さも相互の輻射の影響が大きいのです．

文　献

Havenith G（2002）Interaction of clothing and thermoregulation. Exog Dermatol, 1: 221-230.
Pallubinsky H, Schellen L, van Marken Lichtenbelt WD（2019）Exploring the human thermoneutral zone-A dynamic approach. J Therm Biol, 79: 199-208.

【永島　計】

3 体感温度の正体

　気温だけでなく，その他の気温要素とヒトのからだに備わっている要因を組み合わせて形成されるものを体感温度と言います（中山，1981）．私たちは同じ温度環境下にいても，気温以外の要素によって暑いと感じたり，心地よいと感じたりします．

　温度の感じ方には，ヒトのからだに本来備わっている先天的なものや経験的なもの，健康状態などの身体的要素が影響します．先天的なものとは遺伝による影響です．経験的とはどれだけその刺激を受けたのか，ということです．たとえば，冷たい水に触れる機会の多い魚河岸ではたらく人たちと，一定の温度環境下で多くの時間を過ごすオフィスワーカーでは，冷たい刺激に対する感じ方は違うでしょう．これは，ヒトを含めた動物にみられる順化，いわゆる「馴れ」が起きるからです．その他，環境要因として季節も影響します．日本のように四季のある国では，夏と冬の気温差も大きいです．たとえば，同じ25℃という気温も，夏は心地よく，冬は暖かく感じるかもしれません．このように季節によって感じ方が違います．この感覚にも，動物の順化が影響しています．身体的要素とは，若年者と高齢者，男性と女性の温熱感覚の違いなどです．一般的に，高齢者は**体温調節機能**が低下しており，温熱感覚が鈍くなっています．そのため，**体感温度**は若年者とは異なると考えられます．年齢や性差による身体的要素の違いが，体感温度に影響します．

　体感温度の**環境要因**には4つの条件があり，気温，湿度，気流，熱放射です．さらに，標高が高い地域では，気圧も環境要因に加わります（永島ほか，2010）．体感温度は高地など気圧が低いほど低くなります．さらに味覚など，その他の感覚にも影響します．気温は言うまでもなく，体感する温度に直接関係します．また，「蒸し暑い」という言葉があるように，湿度は体感温度に影響します．湿度は気温が低い場合，体感温度にほとんど影響しませんが，気温が高い場合，暑いという感覚が増大すると言えます．つまり冬より夏の方がヒトの快適性に湿度が影響すると言えます．これは日本人が日常生活で，自分のからだで感じていることではないでしょうか．気流とは風向きのことで，普通は変動していて，からだに気流があたる面は変化しています．私達は，同じ温度でも，風があれば少し涼しく感じるでしょう．これは皮膚の表面でからだからの放射熱で温まった空気が，風によって絶え間なく奪われ，皮膚温よりも低い空気の温度に常に曝されること

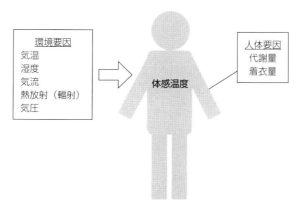

環境要因
気温
湿度
気流
熱放射（輻射）
気圧

体感温度

人体要因
代謝量
着衣量

図1-3　ヒトの体感温度を形成する要因

になるからです．熱放射とは輻射ともいい，高温の個体表面から，低温の個体表面に入ってくる電磁波として直接熱を伝えるものです（第1章2項参照）.

　体感温度の人体要因には2つの条件があり，代謝量と着衣量です．代謝量とはからだでつくっている熱の量で，着衣量は文字通り衣服を着ている程度です．以上，環境と人体の要因が色々と組み合わさり，ヒトの体感温度が形成されるのです（**図1-3**）.

　屋外の環境要因は大きく変化します．たとえば，屋外では，日射や照り返しなど熱放射が複雑に変化しています．一方，オフィスなどの建物内では快適な室温で一定に保たれていることが多いです．そのため，屋外と屋内の体感温度は大きく異なります．このような環境では，夏や冬に，屋内と屋外を行き来する際，環境の要因が大きく変化し，からだに大きな熱ストレスがかかります（永島ほか，2010）．このような時は，着脱しやすい衣服，手，首，頭，耳など局所の温度調節を行う衣料品，カイロや冷却スプレーなどを積極的に利用してみてはいかがでしょうか．熱ストレスを軽減することができます.

文　献

永島計，紫藤治，稲葉裕ほか編，彼末一之監修（2010）からだと温度の事典．p355，p359，p403，朝倉書店.
中山昭雄編（1981）温熱生理学．p52，理工学社.

【内田有希】

4 コア温とシェル温 ～深部と体表近くの体温の違いとは～

　ヒトにとって最も重要な温度とは，脳や心臓，肝臓や腎臓などの重要臓器が存在するからだの中心の温度であり，生理学では通常，体温というとこの部位の温度を示しています．これら重要臓器は，生命活動の維持のために働いており，体温調節によって正確に管理されるべき温度は，この中心の温度です．一方，体表近くの温度は，中心の温度と環境の温度の2つを反映して大きく変化します．ヒトはさまざまな**体温調節のための「しくみ」**を持ちますが，それらの「しくみ」によって行われる最終的な調節対象は体表の温度ではなく，からだの中心の温度なのです．

　有名な生理学者であるアショッフ（1913～1998）は，からだの中心の温度を深部体温もしくは**中心（コア）温**と定義づけています（Aschoff, 1967）．一方，体表近くの温度を**被殻（シェル）温**と呼び，今でもこの用語が用いられています（**図1-4**）．シェル温は，コア温と比べると，重要度が小さいと思われるかもしれません．しかし，シェル温のうち，特に環境と接する皮膚の温度は環境（気温や太陽光など）がからだに与える影響を，いち早くモニターするために重要な意味を持ちます（第1章2項・3項参照）．通常の環境（薄めの衣服を着て暑くも寒くもない25℃前後の気温）で，コア温は37℃前後（個人差は小さく，ほとんどのヒトで±0.3℃の範囲に入る），**皮膚温**は32～33℃程度になります（個人差が大きく，かつ同一個体の中でも部位による違いが大きくみられる）．

　では，「なぜ」からだの中で，このような温度較差ができるのでしょうか．一番大きな理由が，主に重要臓器で行われる代謝によるものです．代謝とは一般に人が食事を摂取し，栄養素に分解し，そして生命活動に必要なエネルギーに分解していく過程を指します．また，代謝には，このエネルギーを用いて生命活動を維持したり，運動をしたりする過程の意味も含まれています．ヒトの場合，食事などで摂取したエネルギーのおよそ80％が熱に置き換えられ，そして外界に放出されます．この熱の大部分は，からだの中心臓器（およそ全体の50％）や筋肉（同じく20％）で産生され，ヒトのコア温を高く維持しています．ヒトが食事として摂取するエネルギーのうち，60％は**基礎代謝**（基本的な細胞機能の維持，循環や呼吸に用いられるエネルギー），10％は**食事誘発性熱産生**（diet-induced thermogenesis，食事摂取に伴う消化管運動や分解・吸収に伴う非特異的なエネルギー消費），30％が身体活動に用いられます．通常の生活においてエネルギー

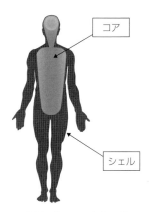

図1-4　コアとシェル

の20％は外界に対する仕事として消費されますが、その他は熱として放散（80％）するか、体内に蓄積されることとなります。以上のことは、ヒトは通常の生活において、エネルギーの大部分を熱に変換し、高い体温を維持していると言えます。

　コア温が高く保たれる2つ目の理由として、コアとシェルの境界を形成する組織の存在があります。いくらコアに存在する重要臓器からの熱の産生が多くても、通常の気温（環境）ではコア温に比べてずっと低いため、からだと環境の間の熱の流れを遮るものがなければ高いコア温を保つことはできません。シェルの最内層には**筋肉**が存在し、その外側には**脂肪組織**、そして皮膚が位置しています。これらの組織は**断熱材（インシュレーター）**としてはたらき、温度較差を形成しています。さらに、ヒトのからだの約60％は水分です。水は熱の伝導性（熱の伝わりやすさ）の高い物質です。このためコアの温度は比較的均一に保たれています。さらに、液体成分である血液は酸素を運搬する役割とともに、熱をからだ中に運搬する重要な役割を担っているのです。筋肉の含水量は約70％、脂肪は約30％程度です。このため、これら2つの組織は断熱材として環境へ向かう熱の移動を防ぎ、コアの熱を保つことに役立っています。さらに筋肉は、それ自体が安静時にも熱を産生する組織でもあります。

文　献

Aschoff J（1967）Human circadian rhythms in activity, body temperature and other functions. Life Sci Space Res, 5: 159-173.

【永島　計】

5 体温の測り方と平熱の話

　からだの中心部分の温度であるコア温（第1章4項参照）を知るためには，脳や心臓などの重要臓器の温度を測定できれば理想的です．臨床の現場においては，短時間に正確な体温計測を行う必要があり，手術時に食道，直腸，大血管，膀胱内にフレキシブルな素材でできた温度センサーを留置することで測定を行います．しかし，これらの部位での体温測定は，からだに負担をかける侵襲的な方法であるため，家庭内など日常的な測定には適していません．

　一般的な体温測定部位としては，**腋窩**（わきの下），**舌下**，**鼓膜**が多く選択されています．体温計を挿入する際のアクセスが容易であることや，コア温の変動に追随した温度変化がみられることが，これらの部位が選択される理由です．

　以前は熱膨張による水銀の特性を利用したガラス製の**アナログ体温計**がよく用いられていました．しかし，破損した際にガラスや水銀が飛散する危険があるため，現在では，サーミスタなどの電子センサーを用いた**デジタル体温計**が腋窩や舌下を測定する際に用いられています．このデジタル体温計は通常2つの測定方法があります．実測法はセンサー部分が，十分に温まって平衡に達した温度を測定するため，10分程度わきや舌でしっかり体温計を挟むことで行います．予測法は，短時間での温度上昇から平衡温度を予測するアルゴリズムを用いて，10秒程度での体温測定を可能としています．腋窩や舌下以外に，鼓膜も体温測定の部位としてよく選択される理由は，脳へ向かう血管の分枝（内頚動脈）が鼓膜の近くを走行しており，鼓膜から発せられる赤外線を非接触に測定することでコア温度の代用として用いられるからなのです．

　近年では，熱中症の予防といった観点から，運動中の体温を連続的にモニタリングする重要性が高まっています．従来の測定方法では拘束性や侵襲性の問題があるため，非拘束的に体温を連続測定可能な鼓膜装着型や，飲み込むことで消化管内の温度を測定可能な温度センサー内蔵のカプセル型など，新たな体温計も開発されています．

　平熱とは，安静時に発熱などがない健康な状態で，決まった測定方法・部位で測定した温度のことを指します．一般的には腋窩で測定した温度を指すことが多く，その範囲は36〜37℃を示すことが多いようです．しかし，実は**自分自身が認識している平熱**は，実際に測った体温の値と必ずしも一致しません（Marui et al., 2017）．自分の平熱が36℃以下の低い体温と思っている人であっても，実測

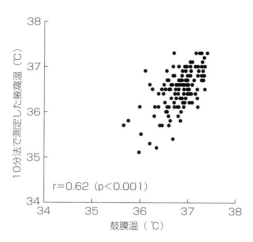

図1-5　健康な大学生を対象に測定した鼓膜温と実測法で得られた腋窩温の関係 (Marui et al., 2017)
2つの温度には強い相関がみられますが,同じ鼓膜温の値であっても,腋窩温には1℃以上の個人差がみられます.
鼓膜温はコア温に近い値を示していると考えられます.

法による腋窩温や鼓膜温を測定すると36℃以上を示すことが多いのです.また,食道や直腸で体温測定すると,健康であれば36℃以上を示します.これは,健康なヒトが普段の体温を測定する機会があまりないこと,手が冷えやすい,寒がりといった日常的な温度感覚に基づいて申告していることや,近年よく用いられている予測式のデジタル体温計によって過小に推定されることも影響していると考えられます.

　コア温のヒトによる差は小さいのですが,必ずしも同じ腋窩温を示すわけではありません(**図1-5**)(Marui et al., 2017).つまり,自分の腋窩温と他人の腋窩温は比較できるものではないのです.健康な時に決まった方法で測定した際の自分自身の平熱の値を覚えておくことで,発熱時にどの程度体温が上昇したのかを正確に把握することができるので,日頃から体温を測定して,自分のからだの平熱を知っておくと良いでしょう.

文　献

Marui S, Misawa A, Tanaka Y, et al.（2017）Assessment of axillary temperature for the evaluation of normal body temperature of healthy young adults at rest in a thermoneutral environment. J Physiol Anthropol, 36: 18.

【丸井朱里】

6 基礎代謝と体温の関係とは

　毎日の仕事や学校，スポーツや犬の散歩など，日常生活を送るためにはからだを動かすためのエネルギーが必要です．生きるために必要なエネルギー（熱量）を生み出す過程の1つに代謝があります（第1章4項参照）．

　私たちは生きている限り，生命維持のために細胞が活動し，安静状態であっても心臓が動いたり呼吸を行ったりすることで，常に代謝が行われて熱が作り出されています．基本的な生命活動に必要な代謝量（**熱量**）を基礎代謝量と呼びます．正確な基礎代謝量は，安静にして仰向けに寝た状態で，食後12時間以上経過後，暑くも寒くもない快適な温度環境（20〜25℃），覚醒状態といった条件で測定が行われます．

　基礎代謝量は臓器における割合が高く，**骨格筋，肝臓，脳**で50％以上を占めています．1日あたりの基礎代謝量は，成人男性では約1,500 kcal，成人女性では約1,200 kcalです．女性は男性よりも基礎代謝量が少なく，これは性ホルモンや骨格筋量の差と考えられます．また基礎代謝量は，年齢によって変化することも知られています（**図1-6**）（厚生労働省，2016）．年齢が上がるにつれて基礎代謝量が低下しますが，主な理由としては，安静時の代謝にも寄与する骨格筋量の低下があげられます．

　1日に摂取する必要がある食事量は，基礎代謝に加えて，一日にどれだけの身体活動を行うかで決まってきます．食事によりからだに取り込まれたエネルギーのうち，およそ60％は基礎代謝に利用され，体内で多くが熱に置き換えられます．また，10％は摂取した食物の消化や分解に伴う**熱（食事誘発性熱産生）**となります．残りの30％が身体活動に伴う骨格筋を動かすために用いられます．

　摂取したエネルギーのうちおよそ80％が体内で熱として置き換えられる一方で，私たちのコア温が37℃付近で一定であるのは，ほぼ同じ熱量がからだの外に放散されているからです．もし体外への熱放散が行われない場合，体重50 kgのヒトの体温が1日で40℃も上がる計算になります．つまり，私たちは食事で熱を取り込むと同時に，常にからだの外に熱を放出することで体温を一定に保っているのです．

　体外への熱の放出は，伝導，対流，蒸散，輻射といった皮膚から環境への熱の移動により行われます（第1章2項参照）．これら4種類の熱の移動は，私たちのからだだけでみられる現象ではなく，物体とその物体を取り巻く環境との間に温

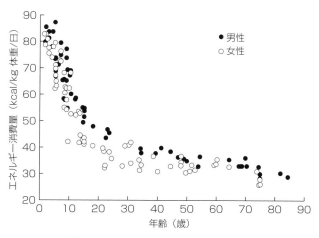

図 1-6　年齢別にみたエネルギー消費量（厚生労働省，2016）
研究ごとの集団平均値（またはそれに相当する値）：kcal／kg 体重／日：
集団平均値（またはそれに相当すると判断された値）

　度差が存在する場合も同様にみられる物理的な現象です．単位時間あたりの熱出
納は，次のように表されます．

$$M \pm W = E (\pm K \pm C \pm R) \pm S [W \cdot m^{-2} (体表面積)]$$

　M：代謝性のエネルギー産生

　W：仕事量

　E：蒸散性の熱放散

　K：伝導性の熱交換

　C：対流性の熱交換

　R：輻射性の熱交換

　S：体内貯留

　体内貯留Sが0の場合，体温は平衡状態となります．一方で，体内貯留Sがプ
ラスの時は放熱量より産熱量が多いために体温は上昇し，体内貯留Sがマイナス
の時は産熱量より放熱量が多いために体温は低下します．普段何気なく測定する
体温は，からだと環境との間で熱が行ったり来たりすることによる算出値である
と言えます．一定の体温を維持するためには産熱と放熱のバランスが重要なこと
を示しています．

文　献

厚生労働省（2016）「日本人の食事摂取基準（2015年版）策定検討会」報告書．p60．https://
　www.mhlw.go.jp/stf/shingi/0000041824.html．

【丸井朱里】

7 体温調節における自律性と行動性とは

恒温動物，変温動物を含めて動物はすべて体温調節を行っています．その理由は，第1章1項で述べた通りです．ヒトに限らず，最も重要かつ有効な体温調節の手段は身体的な行動です．望ましくない温熱環境から逃避し，望ましい温熱環境を探索する行動を**行動性体温調節**と呼びます．望ましい温熱環境をいったん手に入れれば，体温調節に多くのエネルギーを費やすことは不要になります．行動性体温調節は，何らかの形で，すべての動物が行っている体温調節であると言えます．暑熱環境にさらされたヒトの場合を考えると，服を脱ぐ，水浴びをする，うちわであおいでからだを冷やす，涼しい日陰へ移動するなどが，よく観察される行動性体温調節です．実は，動物だけでなく，植物でも広葉樹は冬になると葉を落とし，種は適切な季節になると発芽するのも，一種の行動性体温調節を行っていると言えるかもしれません．さきほど動物はすべて行動性体温調節を行っていると述べました．しかし，ヒトの行動性体温調節うち，大きく他の動物と異なる特徴的なものは，空調（エアコン）を用いることです．空調は自らほとんど行動することなく環境を変化させ，かつ移動すら行わないので自らのエネルギーを全く必要としません．それどころか，自分以外の膨大なエネルギー（電力や火力）を用いることにあります．このエネルギーにかかわる問題は，動かないことによる代謝疾患（メタボリックシンドローム）のリスク上昇，地球温暖化など自らの環境の劣化への悪循環をきたすという大きな問題をはらんでいます．

動物は恒温動物と変温動物に分類されることが多いですが，体温調節の特徴に基づく分類はこれに限ったわけではありません（第1章13項参照）．また，体温を維持することの重要性から，これら2種類の動物に大きな違いがあるわけではありません．2つを分類するのは**自律性体温調節**機能を持つか（前者），持たないか（後者）です．自律性体温調節とは，自律神経を用いて行われる体温調節です．行動性体温調節を行うには筋肉を使って移動したり，服を脱いだりしているわけですから，これには運動にかかわる神経などが必要であると言えます．

では，**自律神経**は体温調節において何をしているのでしょうか．自律神経は，**交感神経**と**副交感神経**の2種類からなっています．その2種類の神経の関係は，**二重支配**，そして**拮抗支配**と呼ばれています．二重支配とは，臓器や組織に対して，交感神経と副交感神経が両方分布していることを意味します．拮抗支配は，片方の神経が活動を高めたら，片方の神経の活動が弱まるという調節の「しくみ」

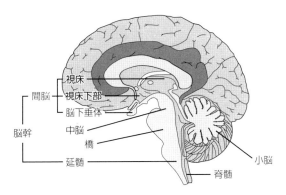

図1-7　脳にある視床下部の位置

で，機能的に相反する調節が働いています．自律神経の作用は，からだのほぼすべての恒常性の維持（正常の範囲内にコントロールすること）に関与しています．恒常性とはホメオスタシス（homeostasis）とも呼ばれ，ラテン語のホメオ（homo，一定の），スタシス（state，状態）からなる造語です．

　体温調節は，ホメオスタシスを必要とする代表的な「メカニズム」です．体温調節にかかわる多くの組織が，自律神経によって支配されています．これら組織は体温調節の効果器とも呼ばれ，汗腺や皮膚血管，褐色脂肪組織，筋肉などが含まれます．**自律性体温調節**とは，これらの効果器による体温調節にほかなりません．先ほど，自律神経は臓器や組織に対して，交感神経と副交感神経の二重支配を行っていると述べました．しかし，体温調節にかかわる効果器のほとんどで，交感神経が単独で分布し，コントロールしているという大きな例外を持っています．自律性体温調節は，行動を起こすことがなくても，熱を逃がすのを促進したり，逆に熱を作ったりすることを可能としています．ただし，これには，自らのエネルギーや体液を必要とします．

　自律神経機能の最上位の脳中枢は，**視床下部**です（**図1-7**）．視床下部の前部には，コア温をモニターするための温度感受性神経（ニューロン）が多く存在します．視床下部の後部から延髄にかけては，各々の体温調節の効果器を動かすための神経群が存在しています．このため視床下部は**体温調節**の中枢（コントローラー）と考えられています．

【永島　計】

8 からだを「冷やすしくみ」①〜汗の話〜

　体温調節における発汗の役割は，汗が蒸発する時の**気化熱**により体温を下げることです．具体的には**汗腺**（汗をつくり皮膚に排出する器官）から**汗孔**（汗腺の出口）を出て皮膚上に排出された汗が，蒸発することで皮膚表面の熱を奪い，深部体温を下げるという「しくみ」です．汗をかくと不快に感じることもあるかもしれませんが，発汗は自律性体温調節の方法としては非常に強力な方法なのです．水の気化熱は0.58 kcal/mLなので，体重が70 kgの人で単純計算をすると，100 mLの汗で約1℃の熱を奪うことになります（ヒトの比熱を0.83として計算）．ヒトの比熱：0.83 kcal/kgなので，体重70 kgのヒトの熱容量：0.83×70＝58.1 kcal（A）となり，水の気化熱：0.58 kcal/mLなので，100 mLの水が気化すると0.58×100＝58 kcal（B）となります．A≒Bなので，100 mLの汗が気化すると体温が1℃上昇するのを抑制すると言えます．熱容量：1℃温度を上昇させるのに必要な熱量を指します．

　また，発汗による体温調節機能を有する動物は人間だけであるとも言われています．

汗の種類

　汗の種類は**温熱性発汗**と**精神性発汗**の2種類に大別されます．また，汗腺も大別してアポクリン腺とエクリン腺の2種類が分布しています．**アポクリン腺**は腋窩，乳輪，外陰部などに局所的に分布しており，脂質やタンパク質などのニオイのもととなる成分を多く含む汗を排出します．**エクリン腺**（図1-8）は全身に分布していますが，有毛部（毛が生えている皮膚の部分）と無毛部（毛が生えない部分．代表的な部位として手掌，足底など）とで分布の特徴が異なります．有毛部では皮膚の皺壁（しわ）の溝の部分に開口し，手指などの無毛部では隆起部にエクリン腺は開口しています．従来，緊張した際などにみられる精神性発汗は無毛部に多く，温熱性発汗は有毛部に多いと考えられていました．しかし，最近の研究では，精神性発汗でも，温熱性発汗でも用いられる汗腺は共通である（部位的な差は顕著でない）ことが明らかになっています．

発汗量

　成人は安静時に200〜400 mL/日，最大で10 L/日程度の汗をかけると言われていますが，この量は能動汗腺数と単一汗腺あたりの発汗量で決まります．能動汗腺数とはからだに分布する汗腺でも実際に汗をかくことのできる汗腺の数のこ

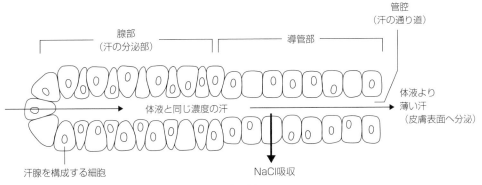

図1-8　エクリン腺の断面図（永島, 2019）

とを指します．ここで興味深いのは汗腺の数は出生時にほぼ決まっており，能動汗腺数は幼児期には決まってしまうということです．幼少期に熱帯で育った人は寒冷地域で育った人と比較して**能動汗腺数**が多いという報告があります（久野，1963）．また，能動汗腺数は年齢の影響をさほど受けないと言われていますが，単一汗腺あたりの発汗量は成人で最も多く，思春期前の子どもおよび高齢者では減少していると言われています．

有効発汗と無効発汗

　汗はすべてが気化して熱放散に役立つわけではありません．からだから滴り落ちる汗を体験したことがあると思いますが，水滴となって流れてしまう汗は残念ながら体温調節には役に立ちません．このような汗を無効発汗と呼びます．一方，気化して熱放散に役立つ汗を有効発汗と呼びます．汗をかくことは重要なのですが，無効発汗では意味がないのです．日本のように高湿度の環境では汗が気化しにくく，**無効発汗**が増加する傾向にあります．

汗腺における浸透圧調整

　汗の元は細胞外液なので，多くの電解質（Na^+やCl^-）が含まれるのですが，実際の汗に含まれるこれらの電解質濃度は細胞外液の2/3〜1/2程度となっています．それは，導管を通過する間にNa^+およびCl^-が再吸収されるからなのです．からだには必須ですが，水の蒸発（熱放散）には関係のないNa^+やCl^-の損失を減らすというはたらきがあります．しかし，一度に大量の汗をかくと導管での再吸収が追いつかなくなり，これらイオンの損失もその量に比例して多くなります（Buono et al., 2007）．

文　献

Buono MJ, Ball KD, Kolkhorst FW（2007）Sodium ion concentration vs. sweat rate relationship in humans. J Appl Physiol（1985），103: 990–994.
久野寧（1963）汗の話．pp142–151，光成館．
永島計（2019）40℃超えの日本列島でヒトは生きていけるのか：体温の科学から学ぶ猛暑のサバイバル術．p67，化学同人．

【増田雄太】

9 からだを「冷やすしくみ」②〜皮膚血管の話〜

ヒトの体温調節における最も基本的かつ常に働いている効果器（からだからの熱の出入りを調節する臓器や組織）は皮膚血管です．皮膚血管を流れる血液は，皮膚の代謝や形態の維持以外の大きな目的を持っています．

ヒトの**皮膚血管**には2つの大きな特徴があります．1つ目は，手足が長いため，体積あたりの皮膚面積が大きいことに由来しています．これに伴い皮膚の毛細血管の絶対数は他の動物に比較して非常に多いのです．2つ目は，皮膚血管を流れる血液は時々刻々，状況に応じて増減していることです．血液は毛細血管に至る前に，細動脈という血管を通ります．**細動脈**は，平滑筋によりその直径がコントロールされています．血管径が2倍になると，**血管の抵抗**は1/16になることが知られています（**ポアズイユの法則**）．このため皮膚の細動脈が拡張すると，多くの血液が流れることになります．からだのコアとシェル（第1章4項参照）の間には，筋肉と脂肪という強力な断熱材があるので，体温が上がっても，そのままでは簡単に熱を逃がすことはできません．からだを短時間で効率よく冷やすには，コアとシェルの熱の壁をバイパスさせる必要がありますが，皮膚の血液の流れこそが，この役割を担っています．

理論的には，皮膚の血管がすべて最大に拡張すると，36Lの血液を貯留することが可能となります．平均的な成人男性で，血液量は体重の8％，約5L程度あります．これだけの血液が同時に皮膚に集まることはありませんが，ヒトの皮膚血管の高い拡張性を示していると言えます．

ヒトの皮膚血流調節は，他の動物とは異なり，積極的な血管拡張の「しくみ」を持っています．通常，交感神経が活動すると血管は収縮します．同様に皮膚の血管も収縮しますが，皮膚血管には，**血管拡張神経**という，違う役割を持つ交感神経も分布しています．コア温の上昇は，まず皮膚血管に分布する通常の交感神経（**血管収縮神経**）の活動が減少し，皮膚血管の収縮を抑制します．さらに，コア温の上昇が続くと血管拡張神経としての交感神経の活動が増加し，皮膚血管は強く拡張します．これは，四肢の有毛部で顕著に認められます．

コアとシェルの間の熱の壁のバイパスの「しくみ」としてもう1つ大事なのが，動静脈吻合（arterio-venous anastomosis）と呼ばれるものです（**図1-9**）（Hirata et al., 1989）．頭文字を略して**AVA**（エーブイエーもしくはアヴァ）と呼ばれています．動脈と静脈の間を連結する組織は毛細血管で，その血管径は5〜10μm

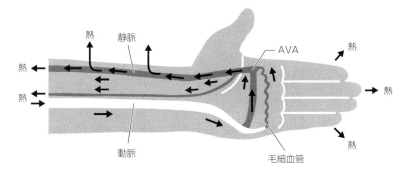

図1-9　動静脈吻合（AVA；arterio-venous anastomosis）(Hirata et al., 1989)

ほどです．しかし，AVAは，毛細血管と同様に動脈と静脈の間をつなぐものですが，その径は25〜100μmにも及びます．また，毛細血管自体は，血液の流れが増えてもその径がほとんど変わらないのに対し，AVAは体温の変化に従い大きく径が変化します．AVAは，四肢末端の無毛部皮膚，口唇，耳介，耳の皮膚で発達していて，AVAが拡張した状態では，血液は表在皮膚の静脈に多く流れこんできます．日常でも，寒いところにずっといるとからだは冷えて，手先はとても冷たくなり，表在の静脈もみえなくなります．ところが暑いところに長くいたり，ジョギングを続けてからだが温まってくると手掌や前腕の静脈が浮き出してくるのを容易に観察できるのは，AVAが存在するからです．特に，暑熱環境では，手への血流量は増加しますが，AVAを流れる血液は，その80％を占めるという報告もあります（平田，2016）．

　余談ではありますが，皮膚血管は，必ずしも皮膚への酸素や栄養補給，そして，からだの熱を逃すためだけに使われているわけではありません．緊張をすると，手がとても冷たくなりますが，これはAVAが緊張に伴う交感神経の活動亢進のために収縮してしまったためです．運動の開始時などにも同じ反応が観察され，筋肉へ急速に血液を送るための反応と考えられています（Hirata et al., 1989）．

文　献

Hirata K, Nagasaka T, Noda Y（1989）Venous return from distal regions affects heat loss from the arms and legs during exercise-induced thermal loads. Eur J Appl Physiol Occup Physiol, 58: 865-872.
平田耕造（2016）動静脈吻合（AVA）血流と四肢からの熱放散調節．日本生気象学会雑誌，53：3-12．https://doi.org/10.11227/seikisho.53.3

【永島　計】

10 からだを「温めるしくみ」

　私たちが寒い環境でからだを温める「しくみ」には，自律性体温調節では，末梢の**皮膚血管の収縮**，**筋肉のふるえ熱産生**，褐色脂肪組織，肝臓，**筋の非ふるえ熱産生**の3つがあります．行動性体温調節では寒くない場所への移動の他，暖房器具のスイッチを入れる，衣服を着るといった行動があります（**図1-10**）．

皮膚血管収縮，ふるえ熱産生，非ふるえ熱産生

　自律性体温調節とは，自律神経によって行われる意識にのぼらない調節です．外気温が低下すると，手，足など末梢の皮膚血管が収縮し，血流量が低下します．血液は熱を運ぶ役割があります．血流量が低下すると皮膚温は低下します．外気と皮膚の間の熱伝導が少なくなり，からだからの熱放散が抑えられるのです．さらに，寒さが厳しくなると私たちはふるえます．ふるえは筋肉の不随意運動で，筋肉の動きによりからだで熱がつくられます．また，運動をするとからだを温めることができますね．これは運動で随意的に筋肉を動かして熱ができ，体温が上がるためです．運動をすると酸素消費量も上昇します．筋肉が動いて熱をつくるという点では同じですが，意識的であるという点が異なります．ジョギング，エアロビクスなども同様です．

　非ふるえ熱産生とは，褐色脂肪組織，肝臓，筋での熱産生を指します．褐色脂肪組織とは，中性脂肪を蓄積する白色脂肪とは異なり，ミトコンドリアが豊富でUCP1（uncoupling protein 1）という熱産生にかかわる特異的なタンパク質を発現しています．外気温の低下が脳で感知されると，その信号は神経を伝わり，褐色脂肪組織を活性化してUCP1を介して熱がつくられます．長年，褐色脂肪組織による熱産生は新生児のみで起こり，成人になる前に褐色脂肪組織がなくなると考えられてきました．しかし近年，成人でも鎖骨下や大動脈周囲に褐色脂肪組織またはベージュ細胞が存在することが発見されました．褐色脂肪組織の起源には，古典的な褐色脂肪細胞と白色脂肪から発生するUCP1を発現するベージュ細胞の2つがあり（Wu et al., 2012），成人の褐色脂肪組織はベージュ細胞が主とされています．寒冷やさまざまな刺激で白色脂肪をベージュ細胞に変化させることができます．そのため，成人のベージュ細胞は，肥満治療の観点からも注目されています．ベージュ細胞を薬物や食物由来の刺激物（例：緑茶に含まれる茶カテキン，唐辛子成分のカプサイシンなど）で活性化し，熱産生を起こし，代謝を上げることで肥満を解消しようという研究もさかんになっています．非ふるえ熱産生は褐色脂肪組織だ

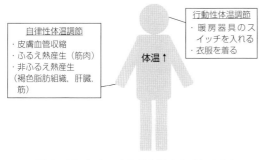

自律性体温調節
・皮膚血管収縮
・ふるえ熱産生（筋肉）
・非ふるえ熱産生
（褐色脂肪組織，肝臓，
筋）

行動性体温調節
・暖房器具のス
イッチを入れる
・衣服を着る

体温↑

図1-10　ヒトのからだを温める「しくみ」

けでなく筋でも起きます．筋収縮とは独立しており，筋小胞体においてタンパク質のサルコリピンによって調節されるアデノシン三リン酸（ATP）アーゼポンプの活性に基づく熱産生です．近年，筋の非ふるえ熱産生は褐色脂肪組織を欠損したマウス（Bal et al., 2012）や生まれたばかりの子イノシシ（Nowack et al., 2019）の寒冷時の体温調節に大切であることが報告されました．また，筋の非ふるえ熱産生は恒温動物の進化にも大切な役割があると考えられています（Nowack et al., 2017）．

行動性体温調節

　これまで述べたような自律性体温調節では自からのからだのエネルギーを使いますが，暖房のスイッチを入れる，衣服を着るという行動性体温調節は，自らのからだのエネルギーはほとんど使わずに済むので省エネルギーと言えます．その代わり，暖房であれば電力を使うので，地球にとっては省エネルギーではありません．人間は他の動物と違い，寒い時は衣服を着ることができます．衣服を着ると，皮膚と衣服の間にある空気が暖まります．気流によりその空気が奪われなければ，からだは温まります．最近では保温，発熱にすぐれた高機能性繊維の進化により，衣服による体温調節をより効果的に行うことができます．また，動物も行動性体温調節を行います．変温動物の亀は体温が低下すると，岩場に登り，甲羅を日光に当ててからだを温めます（亀の甲羅干し）．変温動物も体温を維持しようと調節しているわけです．恒温動物のネズミ，猿，ペンギンなどは，寒い環境で多数の個体が隙間なく集まる行動をみせます（ハドリング）．このハドリングにより，肌を触れ合わせ，お互いの熱交換（伝導性熱交換：熱は身体深部から体表面へ移動し，体表面から身体に直接接触している物体に熱が移動する，この熱の交換のこと）を効率よく行い，からだを温めているのです．ヒトも動物も，寒くて不快と感じると，からだを温める行動性体温調節をとるのは同じなのです．

文　献

Bal NC, Maurya SK, Sopariwala DH, et al.（2012）Sarcolipin is a newly identified regulator of muscle-based thermogenesis in mammals. Nat Med, 18: 1575-1579.
Nowack J, Giroud S, Arnold W, et al.（2017）Muscle Non-shivering Thermogenesis and Its Role in the Evolution of Endothermy. Front Physiol, 8: 889.
Nowack J, Vetter SG, Stalder G, et al.（2019）Muscle nonshivering thermogenesis in a feral mammal. Sci Rep, 9: 6378.
Wu J, Boström P, Sparks L, et al.（2012）Beige adipocytes are a distinct type of thermogenic fat cell in mouse and human. Cell, 150: 366-376.

【内田有希】

11 ヒトと動物の体温調節の違い

　ヒトとヒト以外の恒温動物では，類似した「メカニズム」で体温調節を行っている場合もありますが，そうでない場合もあります．ヒトの場合，発汗は強力な熱放散のためのツールであり，汗が蒸発する際の気化熱を利用して体温調節を行っています（**蒸散性熱放散**）．汗をかく動物には，他にも馬や牛などがいますが，いずれもヒトほど上手に汗を体温調節に利用しているわけではありません．しかし，発汗とは異なる方法で蒸散性熱放散を利用する動物は多くいます．いくつかの哺乳類では，暑熱負荷で唾液分泌が増えることが知られています．動物は分泌された唾液を，体毛や皮膚の非被毛部（無毛部分）に丁寧に塗りつけて，広げて熱放散を促します．唾液分泌，そして**唾液塗布**と呼ばれるこの行動は，ある種の哺乳類で観察されるため，ヒトでみられる発汗と同様，気化熱によって放熱を促す，非常に原始的な体温調節反応であると考えられています．特にげっ歯類（ネズミなど）では非常によくコントロールされた，これら一連の反応が観察できます．

　もう1つの方法は，**パンティング**と呼ばれる浅い呼吸の増加です．呼吸では鼻腔や口腔を通る時に吸気を加湿させます．次に，吐いた空気は，湿度90％以上になっています．この過程で，気化熱が奪われ体温調節を行うのです．しかし，呼吸筋での運動が増えるため代謝が増加し，熱放散の効率としてはあまりよくありません．また，げっ歯類は，体温調節のための汗腺をまったく持ちません．パンティングも行いません．唾液分泌と塗布行動は，環境の温度がコア温を超えた頃からはじまります．げっ歯類は，毛に覆われているため，暑さに対しては不利だと言えます．この点でヒトとは大きく異なると言えます．しかし，ラット（ドブネズミ）やマウス（ハツカネズミ）などの尻尾には毛がなく，この部分の血管は暑いと最大限に拡張し熱を逃がすことが知られています．ちょうどヒトの皮膚血管と似ていて，暑いと尻尾は真っ赤になります．もちろんヒトとは異なる動物ですが，体温調節の方法としては似た部分が多く，このため体温調節の研究にも，これら2つの動物は実験動物として用いられています．

　一方，ヒトとはまったく違う方法で体温調節する動物もいます．その1つは砂漠で生きるラクダです．ラクダは，暑熱環境で十分に水が与えられていれば，パンティングによって積極的に体温調節を行います．しかし，砂漠では十分に水を得られない時があり，パンティングを続ければ脱水に陥る可能性があります．こ

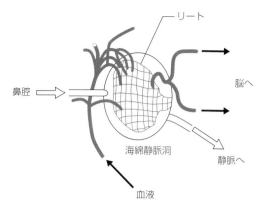

リート

鼻腔

脳へ

海綿静脈洞

静脈へ

血液

図1-11　頚動脈血管網（リート）

　の時，ラクダが選択している体温調節は，コア温を上がったままにする方法です．ラクダはパンティングをやめ，ひたすら夜になって気温が下がるのを待つのです（Schmidt-Nielsen, 1959）．この方法はラクダがからだ（体積）が大きいため，蓄熱量も多いので成立します．小動物ではすぐに体温が上昇してしまうため不可能です．

　他にも**選択的脳冷却**という，偶蹄目に特異的にみられるシステムがあります（Taylor et al., 1972）．ヒトの場合，脳への血流は，心臓から出る一番大きな血管である大動脈，次に2本の頚動脈を経て脳へ至ります．偶蹄目の場合，2本の頚動脈は，一旦網状の細かい血管に分かれ（頚動脈血管網，**リート**）（**図1-11**），リートは，脳に血液を送ります．リートの特徴は，海綿静脈洞と呼ばれる副鼻腔から心臓に戻る血液が流れる血管に接しています．コア温がある値を超えると，呼吸に伴う空気が通る副鼻腔で冷やされた血液が海綿静脈洞へ流れこみ，脳への血液を冷却します．実際，偶蹄目の1つであるトムソンガゼルでは，からだの温度が上昇した際に，脳の温度は1〜1.5℃程度低く保つことが可能であることが実証されています．捕食者から逃げる際に，脳の温度が上昇してしまって運動が継続できなくなってしまうのを防いでいると考えられています．

文　献

Schmidt-Nielsen K（1959）The physiology of the camel. Sci Am, 201: 140-151.
Taylor CR, Lyman CP（1972）Heat storage in running antelopes: independence of brain and body temperatures. Am J Physiol, 222: 114-117.

【永島　計】

12 恒温動物と変温動物の違い

恒温動物と変温動物の違いは，恒温動物は体温調節に優れていて，変温動物は環境温度に依存して体温が大きく変動すると一般的には認識されています．しかし，どちらの動物もともに行動性体温調節を行います（第1章7項参照）．体温調節の優劣の原因は，恒温動物が自律性体温調節を行うことに起因するからです．しかし，これらの動物を調節のしくみの有無で単純に2つに分けることは難しいのです．実際の体温はからだのサイズや形状，コアとシェルの間の筋肉や脂肪の量などの解剖学的な特徴に依存する部分が大きいのです．恒温動物であっても，小さなサイズの動物では環境温度の強い変動が加わると，その恒温性は大きく失われてしまいます（調節の方法はともかく，変温動物に近いと言えます）．よく知られた実験動物であるマウス（ハツカネズミ）とラット（ドブネズミ）の体重差は約10倍ぐらい違い，体重の軽いマウスが低温に曝露すると，環境温度に比例して体温の低下が生じてしまいます．このため自律性体温調節ができる，できないにかかわらず，環境温度に体温が大きく依存する動物を外温動物，環境温度に大きく左右されず体温を維持できる動物を内温動物と呼ぶ方が適当だという考えもあります．たとえば，恐竜には自律性体温調節能はなかったと考えるのが適当ですが，巨大恐竜は内温動物と考えられ，化石の解析からも，現在の哺乳類に近いレベルまで体温が高かったことが予想されています．

恒温動物，変温動物の違いは，実はその体温ではなく代謝能力なのです．代謝能力を決定づけるのは，好気的酸化能というものです．この好気的酸化能とは，単位時間当たりに，どれだけ酸素を取り込んで，細胞で物質を水と二酸化炭素に分解し，エネルギーを取り出せるかということにあります．種による違いはありますが，恒温動物では最大運動能の平均は54 mW/g体重，変温動物では9 mW/g体重というデータが示されています．ここで示された値は，からだに蓄えられた糖や脂肪などの好気的酸化よって得られたエネルギーを示しています．恒温動物は変温動物に比較して最大6倍もの酸素摂取能力，利用能力があるということになるのです．

図1-12は動物の1分間あたりの酸素摂取量と移動のスピードの関係を示したものです．実験では，同じ体重1 kgにしたイグアナと哺乳類とで比較をしています（Bennett et al., 1979）．まず，走行スピード0 km/時，つまり安静時における酸素消費量，すなわち基礎代謝に大きな違いがあります．体重1 kgのイグ

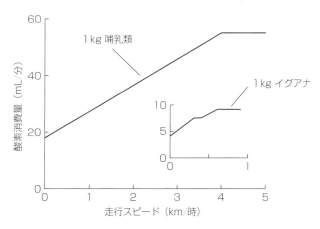

図1-12　哺乳類と爬虫類の走行スピードと代謝（酸素消費量）の比較（Bennett et al., 1979）
哺乳類は同じ体重のイグアナ（爬虫類）に比較して安静時も走っている時も代謝が高い.

アナの最大の走行スピードは時速1kmです.ただし,時速0.5km程度から好気的酸化能の限界に達し,酸素を用いないエネルギー利用が起こります.これは,比例関係にあった走行スピードと**酸素消費量**の関係が突然なくなって,酸素消費量が頭打ちになることからみてとれます.運動中の**好気的代謝**とは,別名,有酸素運動とも呼び,マラソンなどのトレーニングをする方には馴染み深い言葉と言えます.好気的代謝能の限界を越えると,それ以上のエネルギーは酸素を用いない方法,すなわち嫌気的代謝によって取り出されます.ヒトでは体内で乳酸が産生されはじめ,筋肉内の代謝産物が増え,筋肉の痛みがでます.嫌気性分解によって取り出されるエネルギーは少ないので,がんばって走り続けようと思っても,足がついてこなくなってバテてしまいます.

　では,「なぜ」このような好気的な酸化能力の違いが,体温調節の違う動物に分かれる結果となったのでしょうか.一番大きな理由は,先に述べた基礎代謝量の違いだと考えられます.基礎代謝は,安静時,つまりほとんど仕事をしていない状態の代謝量（＝好気的酸化）を示しています.このため,その多くは体内の熱に変換されます.基礎代謝が高い恒温動物は,当然,安静時も多くの熱が生まれることになります.この結果,コア温は上昇し,コア温が高くなることによって有利にはたらく生化学的反応（酵素など）や生理学的反応（神経伝達や筋収縮）が,導かれたと考えられます.基礎代謝の増加に伴うコア温の上昇は,生存にとって好ましい条件であったと考えられています.

文　献

Bennett AF, Ruben JA（1979）Endothermy and activity in vertebrates. Science, 206: 649–654.

【永島　計】

13 内温性とは何か〜高体温を保つ意味と意義〜

　恒温動物，変温動物にかかわらず，動物が巨大化すると，自ずと代謝に由来する熱の蓄積と環境への放熱の効率の低下の影響によってコア温は上昇します。このように環境の影響をあまり受けず，自らの代謝によって高いコア温を保っている動物を内温動物と呼びます。逆に環境温度の影響を受けやすくコア温が変動しやすい動物を外温動物と呼びます。多くの点で内温動物の方が生存に有利な場合が多いのですが，その理由は何なのでしょうか？

　からだの温度を高く保つ必要性の1つは，**酵素**の活性と関係があります。酵素は，生体にある触媒と定義されています。**触媒**とは，物質の合成や分解を促進するもので，かつ，これらの反応の前後で触媒そのものは何ら変化しない特徴を持ちます。工業製品で考えれば，たとえば白金：プラチナ（Pt）は重要な触媒の1つであり，車の有害排気ガスNOxを無害な窒素に変えるのに用いられています。そして多く触媒は，その温度を高く保つほど，その作用は強くなります。一方，酵素は，その触媒としての作用（酵素活性）が最大になる**至適温度**（ちょうど良い温度）が存在します。酵素により，至適温度には幅がありますが，たとえば，ヒトが持つ多くの酵素の至適温度は，私たちの体温より少し高いあたりで活性が最大になります（**図1-13**）。また，触媒と異なり，温度が42℃を超えるとタンパクの変性（構造の変化）に伴い，酵素としての作用は消失してしまいます。このため体温は密接に，酵素活動，そして生命活動に影響を及ぼします。この酵素の至適温度は，生化学的な影響にとどまらず，神経の伝達速度，筋肉の収縮に強い影響を及ぼすのです。生理学の世界では，**Q10効果**という言葉がよく使われます。温度が10℃変わると，生理機能がどれだけ変化するかという指標です。実際に，体温が10℃下がると低体温症で死んでしまうし，10℃上がれば，タンパクはほとんどすべて変性してしまい死んでしまうのですが，計算上で求められる変化の指標だと考えてください。一般的に評価される生理学的機能は2〜3倍の範囲で変化すると言われています。たとえば，神経の情報伝達速度は，10℃温度が上昇すれば2〜3倍に，10℃下降すれば1/2〜1/3に計算上なるということです。酵素は生物の種や類によってそれほど大きく変わるものではありません。すなわち，変温動物である爬虫類や両生類でも，ある程度体温が高くないとアクティブな生命活動を行うことはできないことを示しています。

　体温が高いことの利点は明らかですが，いかにこの「しくみ」を獲得したかは，

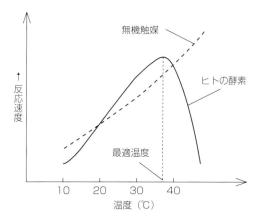

図 1-13 温度と一般的なヒトの酵素および無機触媒（酸化マンガンなど）
(https://ja.wikibooks.org/wiki/高等学校理科_生物基礎/細胞とエネルギー#/
media/ファイル：酵素の反応速度と温度.svg)

未だよくわからない部分が多いのです．いくつかの仮説が提示されていますが，現在に至るまで信じられている説は，ベネットとルーベンが発表したものです（Bennett and Ruben, 1979）．哺乳類や鳥類が，他の動物と決定的に違うことは，その体温ではなく代謝能力なのです．さらに代謝能力を決定づけるのは，好気的なエネルギー産生能，すなわち単位時間当たりに，どれだけ酸素を取り込んで水と二酸化炭素に分解し，エネルギーを取り出せるかということです．実際，種による違いはありますが，恒温動物では最大運動能の平均は54 mW/g体重，変温動物では9 mW/g体重というデータを先に紹介しました．また，安静時，つまりほとんど外向きの仕事をしていない状態の基礎代謝量も恒温動物では変温動物に比べて高くなります．代謝の過程を追っていくと，最終的には体内の熱に変換され，恒温動物は，安静時も多くの熱を産生しています．また，高い代謝を維持するためには，エネルギーを貯蔵しておく必要性があります．糖は**グリコーゲン**として肝臓や筋肉に蓄えられ，脂質は主に**白色脂肪**として内臓周囲や皮下に蓄積されます．これらは体重あたりの内臓重量の増加，筋肉や脂肪量の増加をきたし，より産熱を増やし，かつ熱を体外に逃さない「しくみ」を形成することになったと考えられます．

文　献

Bennett AF, Ruben JA (1979) Endothermy and activity in vertebrates. Science, 206: 649-654.

【永島　計】

14 温度を感じるしくみ

　皮膚に分布する感覚神経には温度を受容する**TRP**（transient receptor potential）チャネルと**TREK**（TWIK-related potassium）チャネルがあります．チャネルとは経路，通り道という意味があります．ここでは神経細胞の細胞膜上にある膜貫通タンパク質で，このタンパク質の構造が変化することで，細胞の中または外へ特定の物質を通り抜けさせることができます．からだの外の温度が変わるとTRPチャネルやTREKチャネルが活性化し，冷温，高温という温度情報を感覚神経が脳へ伝えます．その結果として，私たちは温度を感じています．この温度情報の伝達経路は**脊髄視床路**と言われています．

TRPチャネル

　皮膚には冷点，温点という低温・高温刺激で冷感，温感を引き起こす領域があること，その分布や密度はからだの中でも地域差があることが古くから知られています．たとえば，顔には冷点が多いです．冷点，温点は感覚神経終末であり，冷覚，温覚は神経線維で伝達されます．神経線維とは，神経細胞の突起のうち，軸索のことを言います．近年，冷点，温点の実体として，温度を受容するTRPチャネルが発見されました．TRPチャネルには多くのサブファミリーがあります（**表1-14**）．感覚神経にあり，冷温に反応するのはTRPM8（20～28℃）とTRPA1（17℃以下），高温に反応するのはTRPV1（43℃以上），TRPV2（52℃以上），TRPV3（32～39℃）です（永島ほか，2010）．面白いことに，TRPチャネルは温度以外にもさまざまな物質で活性化します．たとえば，TRPA1チャンネルはシナモンの成分のシナモアルデヒド，ニンニクの成分のアリシンで活性化します．また，TRPM8はミントの成分のメントールで活性化します．メントールはガムや制汗剤などに利用されており，ひんやりとした清涼感を得ることができますね．TRPV1は唐辛子の成分のカプサイシンで活性化します．唐辛子入りの食べ物を食べると，暑く感じるのはこのためです．

　TRPチャネルはさまざまなサブファミリーがあり，感覚神経以外にもからだのさまざまな所に分布し，酸や浸透圧など多様な刺激で活性化されます（**表1-14**）．

TREKチャネル

　TREKチャネルも温度感受性チャネルです．これらのチャネルは室温でも活性化するのですが，一方でTREK1チャネルは侵害冷受容に重要で，TREK1と

表 1-14　TRP，TREK チャネルの温度閾値と発現部位
（青野ほか，2014；Lamas et al., 2019；Maingret et al., 2000 より作成）

温度受容体	温度閾値（目安）	主な発現部位
TRPV2	52℃<	感覚神経，中枢神経，肺，肝臓，膵臓，大腸
TRPV1	43℃<	感覚神経，上皮
TRPV3	32-39℃	感覚神経，中枢神経，皮膚，胃，腸
TRPV4	27-35℃	感覚神経，視床下部，皮膚，腎臓，肺，内耳
TRPM2	35-37℃	膵臓
TRPM4	15-35℃	心臓，肝臓，膵臓，脳動脈
TRPM5	15-35℃	味細胞，膵臓
TRAAK	24-42℃	脊髄後根神経節，視床下部，三叉神経，下神経節
TREK1	27-42℃	脊髄後根神経節，前・後視床下部，三叉神経，下神経節
TREK2	20-25℃	脊髄後根神経節，視床下部，三叉神経，下神経節
TRPM8	20-28℃	感覚神経，前立腺
TRPA1	<17℃	感覚神経，内耳

TRAAKは一緒に働いて寒冷受容します．TREK2は，25〜20℃の中程度の冷受容にはたらいていると言われています．TREKチャネルは感覚神経，三叉神経，脳の視床下部などに分布し，温度以外にも細胞膜の伸展，不飽和脂肪酸，麻酔薬などでも活性化されます．TREKチャネルとTRPチャネルは，多くの感覚神経で共発現していることから，お互いに関係し合い，温度受容していると考えられています（Lamas et al., 2019）．

脊髄視床路

　温度を受容した感覚神経は脊髄に入り，灰白質で次の神経に伝達して，温度情報を伝えます．その神経線維は脊髄を横切り，反対側の脊髄白質側部に入り，延髄，中脳を通って脳の視床につながります．ここで，また神経伝達し，次の神経が大脳皮質の一次体性感覚野に至り，情報の伝達が終わります（二宮ほか，2013）．その結果，私たちは冷温，高温を感じるのです．この神経経路こそが，最初に述べた脊髄視床路なのです．少し難しかったので，神経経路の詳細ついては，第1章18項を参照してください．

文　献

Maingret F, Lauritzen I, Patel AJ, et al.（2000）TREK-1is a heat-activated background K（+）channel. EMBO J, 19: 2483-2491.
Lamas JA, Rueda-Ruzafa L, Herrera-Pérez S（2019）Ion Channels and Thermosensitivity: TRP, TREK, or Both? Int J Mol Sci, 20: 10, pii E2371.
青野修一，櫻井博紀，佐藤純（2014）温度不耐性と慢性痛．日本生気象学会雑誌，51：3-7.
永島計，紫藤治，稲葉裕ほか編，彼末一之監修（2010）からだと温度の事典．pp8-13，朝倉書店．
二宮石雄，安藤啓司，彼末一之ほか編（2013）スタンダード生理学 第3版．p208．文光堂．

【内田有希】

15 暑さと熱さ，寒さと冷たさ ～温熱的快適感の秘密～

　私たちが自分自身の，あるいは外界の温度を感じ（温度情報が意識にのぼり），表現する際には"暑い"，"暖かい"，"寒い"，"涼しい"，"冷たい"など色々な言葉を使っています．たとえば，暑い時には，実際暑いと感じますが，では暑いとは科学的にどのように説明できるのでしょうか？

　温熱感覚は大きく2つに分けることができます．1つは意識にのぼるものです．先に示したような言葉で表現されるのは意識にのぼる感覚です．一方，自律性体温調節（第1章7項参照）に必要な温度感覚は，意識にはのぼらないものです．眠っている間にも汗をかいていたりするのはこのためです．意識にのぼる温度感覚はさらに2つに分けられています．1つ目は，客観的な温度感覚です．具体的には，指先で温かいものや冷たいものを触って，自分の皮膚の温度に対して，その物体の温度が高いか低いかを判断するものです．被験者に低い温度から高い温度の物体を触ってもらって，同時にその温度の情報を数値で与えます（たとえば，これは20℃ですと教える）．すると，被験者は，その後，同じ温度の物体を触って，その物体の温度をほぼ言い当てることができます．このような客観的な**温度感覚**を，狭義の温度感覚と呼んでいます．言葉では，"これは熱い"や"これは冷たい"と表現される温度感覚です．2つ目は，これに対して，その物体の温度が，自分にとって好ましいものか，そうでないかを表現する主観的な温度感覚です．主観的な温度感覚は，同じ温度でも個人によって感じ方が大きく異なります．特に環境の温度（気温や室温）は，その良い例です．言葉では，"ここは暑い（暑くて不快）"や"ここは寒い（寒くて不快）"，もしくは"暖かい（暖かくて快）"や"涼しい（涼しくて快）"と表現される感覚です．総称して温熱的快不快感と呼ばれます．**温熱的快不快感**の形成メカニズムについては，後の2章5項で詳しく述べます．

　気温や室温は，私たち人間の温熱的快不快感に強く影響を与える因子です．この大きな理由は，ヒトと環境のインターフェースである皮膚に，非常に多くの温度センサーが存在することにあります．気温の変化は，短時間で皮膚の温度変化をきたし，皮下や皮内に存在する温度センサーを介して意識にのぼることになります．この皮膚温度が，私たちの暑さや寒さを決める大きな因子の1つであると言えます．さらに，第1章4項で述べたコア温も修飾因子となります（**図1-15**）．しかし，実際の皮膚の温度は，気温と同じであることは猛暑でもない限り少ないのです．通常は32～34℃程度の高い温度に保たれています．

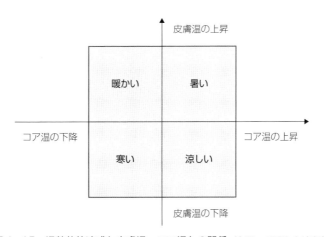

図1-15　温熱的快適感と皮膚温，コア温との関係（久野，1998より改変）

　ヒトにとって暑くも寒くもない気温や室温とはどのくらいなのでしょうか．この暑くも寒くもない環境温度では，ヒトが体温調節に要するエネルギーが最も低くなると言われています．温熱的に不快でない環境，すなわち，暑くも寒くもない環境は，私たちの体温調節反応を最低限にしか必要としない状態と言えます．裸の人間を部屋に入れて測定してみると，年齢，人種，男女の差はありますが27〜31℃の室温がその温度です．37℃前後のコア温よりずっと低く，通常の皮膚温よりやや低い温度です．熱は温度の高い方から低い方へと流れていくわけですから，体温調節をあまりしなくても，この温度条件で，からだで産まれる熱と，出ていく熱のバランスが取れているということになります．かつ，体温調節に必要なエネルギーは最低なのですから，からだでつくられる熱も最低になっているはずです．すなわち，**基礎代謝**も最低になっているはずです．基礎代謝の低い人は，ちょっとした環境温度の低下で寒く感じやすいと言えます．暑くも寒くもない温度環境，あるいは体温調節のための反応が最小に抑えられている環境を**温度中性域**と呼びます（第1章2項参照）．

文　献

久野覚（1998）4.4温熱環境（2次元温冷感モデル）．日本建築学会編，人間環境学：よりよい環境デザインへ，p39，朝倉書店．

【永島　計】

16 体温調節システムのしくみ

　すべての生物にとって温度はとても重要です．細菌などの単細胞動物，あるいは多細胞動物でも少ない細胞数から構成される生物においても生存のための温度管理は非常に重要です．こうした生物にとって“からだの温度”＝環境温度となります．このため適切な生活環境を選択すること，あるいは生育や繁殖をある一定の環境温度のみで行うことが一種の体温調節であると言えます．ところが，生物が多細胞化，巨大化してくると生体の内外での温度較差が生まれることになります．すなわち，環境の影響を強く受けるシェル（被殻部）と自らの代謝の影響を強く受けるコア（中心部）に分かれます（第1章4項参照）．また，細胞の分化が進み，ヒトのように脳や内臓など温度管理と機能が結びつくような場所ができてくると，コアの温度をコントロールする「しくみ」が必要となります．この「しくみ」が体温調節の根幹となるシステムなのです．

　体温調節のシステムを理解するにあたって，最もよく使われる言葉は“セットポイント体温（設定温度）”です．体温の調節システムを，私たちの日常でよく使うエアコンから考えてみます．ここでいう体温調節とは自律性体温調節を示しており，行動性体温調節については，後の第2章5項で解説します．エアコンのシステムは大きな3つの要素から構成されています．①セットポイント室温，すなわちエアコンでコントロールする目標室温を決める手元のコントローラー（リモコンや壁に設置され温度が表示されているもの），②室温測定のためのセンサー，③**熱の交換機**（機能的にはクーラーとヒーター），からなっています．簡単に言うと，エアコンは，②の室温センサーの測定値と，①のセットポイントのズレを元に③が作動します．もし①＝②であれば③は作動せず，①＜②であればクーラーが，①＞②であればヒーターが，①＝②になるまで作動します．

　このように体温調節システムは，からだが決めた**セットポイント体温**に従い，セットポイント体温と実際の体温のズレを感知しながら，からだにあるヒーターやクーラー機能を動かしているものです．では，セットポイント体温の体温は，からだのどの部分の体温なのでしょう．一般的に，これは**コア温**であると考えられています．さらに，コア温を測定し，かつセットポイント体温を決定する場所は，主に**視床下部**であると考えられています（次項第1章17項参照）．しかし，視床下部のみならず脊髄でもコア温は測定されているという実験データもあります．**図1−16のA**の部分は今まで述べた体温調節のシステムの要約を示しています．

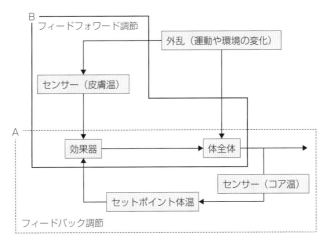

図1-16　システムとしての体温調節の概略

セットポイント体温と実際のコア温の差によって，からだの熱の交換器が動員される調節は**フィードバック調節**と呼ばれます．しかし，私たちの体温調節は，これだけではありません．たとえば，冬に暖かい家からとても冷えた屋外にでると"ふるえ"が生じます．"ふるえ"は筋肉の収縮によって熱を生み出す体温調節反応です．ヒトのからだは大きく，コアとシェルの間には脂肪や筋肉などの断熱材が存在していますので，家から出た瞬間にコア温がすぐに低下しているとは考え難いです．ふるえが生じたのは，フィードバック調節が働いたのではありません．実は，この時働いていたのは，**フィードフォワード調節**（先読み調節）と呼ばれるものです．温度情報はシェル温，特に皮膚温をもとにしており，皮膚温の低下により，この状態が継続するといずれコア温が低下するとからだが判断して，体温調節反応が起こるというものです．これは，**図1-16のB**の部分で示しています．また，この判断を決定する指令塔は，最終的には脳の視床下部であると考えられています．

　からだにあるヒーターやクーラー機能，すなわち熱交換器は，先の第1章8〜10項で述べた皮膚血管，汗腺，脂肪，筋肉であり，これらも視床下部からの指令でコントロールされています．

　最後に，このセットポイント体温の科学的な本態は，実は明らかでなく，現在は体温調節を理解するための概念としてのみとらえられています．

【永島　計】

17　脳と体温の不思議①～視床下部とは～

　脳の深部に位置する間脳と呼ばれる部位に存在する視床下部は，脳全体の容積に対してわずか0.3％ですが，生体の恒常性維持に最も大切な場所です．概日リズム，性分化，母性行動などにかかわり，生きるための脳と言えます．周辺の脳領域との相互の神経連絡が密であり，視床下部ホルモンを放出しています（鈴木，2015）．視床下部にある**視索前野**は，**体温調節中枢**と呼ばれています．視索前野は，末梢器官からの情報や深部温度を感知し，いつも体温を一定に保つよう指令を出します（**図1-17**）．この部位には，温度上昇に反応する温ニューロン，温度低下に反応する冷ニューロンがあり，温度を感受しています．近年，温ニューロンの実体はTRPM2であると提唱されています．

視床下部視索前野の温ニューロン，冷ニューロン

　体温調節の研究には，日本人研究者が活躍しています．温ニューロンを発見したのも日本人です．生理学の研究ではさまざまな動物が用いられますが，昔はネコが用いられることがありました．ネコを用いるなんて，ショックを受ける方もいるでしょうね．電気生理学的研究において，中山らは，麻酔下ネコの視索前野を1℃以内の温度で加温した時，温度上昇に伴い活動の頻度が増す神経があることを発見しました（Nakayama et al., 1961）．温ニューロンは冷ニューロンより豊富にあります．温ニューロンは発汗などの熱放散を起こします．冷ニューロンは熱産生を増加させます．動物実験で得られた結果では，ふるえや血管収縮を起こすのには，温ニューロンが冷ニューロンより重要であると言われています．つまり，温ニューロンは熱放散と熱産生の両方にかかわるので，暑い環境でも寒い環境でもはたらいて体温を維持しているのです．

視索前野の TRPM2 チャネルの役割

　温ニューロンの実体は何なのでしょうか？　ネズミの視索前野には，「第1章14項：温度を感じるしくみ」で学んだTRPチャネルのサブファミリー（遺伝学的に近縁な関係の遺伝子）である**TRPM2**が多くあります．近年，視索前野に発現するTRPM2が，温ニューロンの実体であると提唱されました．TRPM2を欠損させたネズミの視索前野の神経は，温度上昇の刺激を与えても反応がなかったため，温ニューロンがないと考えられます．視索前野のTRPM2は体温が38℃を超える温度上昇に反応します．発熱物質をTRPM2を欠損したネズミに投与すると，40℃を超える発熱が起きますが，TRPM2があるネズミは39.6℃に抑えられます．

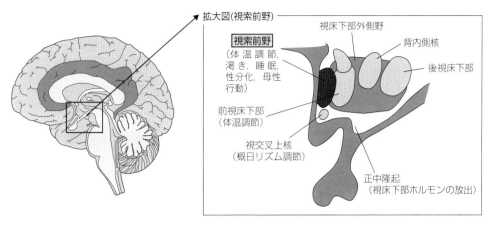

図 1-17　視床下部の解剖学的位置と体温調節中枢の視索前野（鈴木, 2015 より改変）

TRPM2には発熱時に体温が上昇し過ぎて，からだが損傷を受けないように調節する役割があるようです．TRPM2があるネズミの視索前野のTRPM2を光遺伝学的手法で興奮させると，尾の皮膚からの熱放散が増え，体温は低下します（Song et al., 2006）．光遺伝学的手法とは，光に応答する遺伝子を神経細胞に発現させて解析を行う技術です．特定の波長の光を照射することで，目的の神経活動を自由にオン・オフすることができる方法で（高橋, 2012），近年，神経科学の研究分野でよく使われています．このように，TRPM2は体温が38℃を超える時，体温調節に重要なチャネルと言えます．もしTRPM2が温ニューロンの実体なら，寒い環境においても何か役割があるかもしれません．今後の研究が楽しみな分野です．

文　献

Nakayama T, Eisenman JS, Hardy JD（1961）Single unit activity of anterior hypothalamus during local heating. Science, 134: 560-561.
Song K, Wang H, Kamm GB, et al.（2016）The TRPM2 channel is a hypothalamic heat sensor that limits fever and can drive hypothermia. Science, 353: 1393-1398.
鈴木郁子編著（2015）やさしい自律神経生理学．pp55（図15-5），中外医学社．
高橋阿貴（2012）光遺伝学（オプトジェネティクス）：行動を制御する神経回路をあきらかにする試み．動物心理学研究，62：147-162.

【内田有希】

18 脳と体温の不思議②
～末梢神経ネットワークとは～

　体温を一定に保つ神経のネットワークについてみていきましょう．さまざまな温度環境下で，温度を感知する末梢神経（感覚神経）から中枢神経（脊髄，脳）への情報伝達，そして，中枢神経から末梢神経への情報伝達を行う神経回路がはたらいて，自律性や行動性の体温調節がはたらき，体温は一定に保たれています．

暑くも寒くもない温度環境下の体温調節の神経回路

　暑くも寒くもない温度をサーモニュートラルと呼び，その温度域を温度中性域（サーモニュートラルゾーン）と言います．サーモニュートラルな温度を感受した皮膚の感覚神経は興奮します．神経が興奮すると，その神経とシナプス連絡している神経に，情報が伝わります．シナプスとは，神経細胞と神経細胞間の間隙のことで，神経伝達物質がやりとりされる場です．神経の興奮は次の神経に伝わり，温度の情報が伝えられていきます．感覚神経にはTRPやTREKチャネルが発現しています（第1章14項参照）．その神経は**脊髄後根神経節**でシナプス連絡し，次の神経を興奮させます．この神経は外側結合腕傍核背側部でシナプス連絡し，脳の視床下部の正中視索前野に入ります．ここでシナプス連絡し，興奮した**正中視索前野**の神経は，視床下部の背内側部を抑制する内側視索前野の抑制性神経を興奮させます．すると，背内側部の神経活動は抑制されます．そのため，背内側部から中脳の吻側縫線淡蒼球核，脊髄前角を通り，骨格筋を動かす運動神経の活動は抑制され，ふるえが起きないようになっています（Nakamura et al., 2011）（**図1-18左図**）．

暑い環境，寒い温度環境下の体温調節の神経回路

　感覚神経には，TRPやTREKチャネルが発現しています（第1章14項参照）．高い温度を感受した感覚神経の情報は，視索前野に入り，中脳の中脳水道周囲灰白質の神経を興奮させます．この神経が入力する延髄縫線核が興奮し，そしてこの神経が入力する脊髄の中間外側細胞柱の神経が興奮すると，皮膚血管は拡張して熱放散が促されます（Nagashima, 2006）．

　低い温度を感受した皮膚の感覚神経は脊髄後根神経節でシナプス連絡し，次の神経を興奮させます．この神経は**外側結合腕傍核**外側部でシナプス連絡し，正中視索前野に入ります．ここでシナプス連絡し，内側視索前野を抑制する抑制性神経を興奮させます．すると，内側視索前野の神経活動が抑制されます．そのため，内側視索前野から背内側部へ入力し背内側部の神経活動を抑えている神経のはた

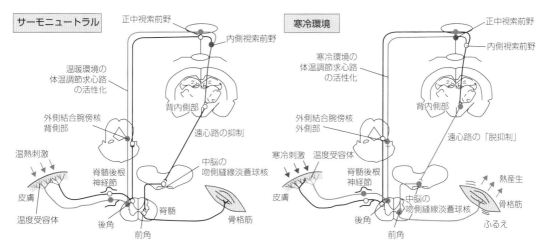

図1-18 サーモニュートラルと寒冷環境下の体温調節の神経回路（Nakamura et al., 2011 より改変）

らきがなくなります．これを神経科学の専門用語で「脱抑制」と呼びます．すると，背内側部から中脳の吻側縫線淡蒼球核，脊髄前角を通り，骨格筋を動かす運動神経が興奮し，ふるえが起きます（Nakamura et al., 2011）（**図1-18右図**）．

　このような自律性体温調節の神経回路だけでなく，近年，行動性体温調節の神経回路の一部も報告されています．動物実験で，大脳と脊髄の間に位置する橋という場所にある外側結合腕傍核が，適切な温度環境を選ぶ行動にかかわることが明らかになりました（Yahiro et al., 2017）．詳細な神経回路については，今後の研究が待たれます．

文　献

Nagashima K（2006）Central mechanisms for thermoregulation in a hot environment. Ind Health, 44: 359-367.

Nakamura K, Morrison SF（2011）Central efferent pathways for cold-defensive and febrile shivering. J Physiol, 589（Pt14）: 3641-3658.

Yahiro T, Kataoka N, Nakamura Y, et al.（2017）The lateral parabrachial nucleus, but not the thalamus, mediates thermosensory pathways for behavioural thermoregulation. Sci Rep, 7: 5031.

【内田有希】

19 体温にも「リズム」はあるのか

　深部体温の1日の変化は，早朝に最も低く，夕方に最も高くなる**日周（概日）リズム**を示し，その変動幅は0.7～1.3℃あります．その変化は日常生活で感じるほどではありませんが，実は，睡眠－覚醒と並ぶ代表的な日周リズム現象なのです．夜行性のマウスは，夜（活動期）に高く昼（休息期）に低くなり，変動幅は1.5～2.0℃にもなります．深部体温の日周リズムは，睡眠，食事，そして活動がなく1日中暗闇でも認められることから，他の生理的事象に影響される副次的な現象ではなく，体温調節系による積極的な変動であると考えられます．

産熱と放熱のリズム

　体温は熱産生と熱放散のバランスによって決まることから，それぞれに日周リズムを持ちます．安静にした状態で代謝量を測り続けると，早朝の最低値から正午に最高値となる日周リズムが認められます．深部体温のピークに先駆けた反応です．一方で，熱放散にかかわる皮膚血流と皮膚温については部位差があり，体幹部の皮膚温は深部体温と似た日周リズムとなります．しかし末梢（手指，前腕）では，夜になって上昇し深夜に最高値になります．深部体温のボトムに先駆けて，熱放散に特化された部位で促されます．

生物時計（体内時計）と体温

　ヒトを含め哺乳類の**生物時計**（**体内時計**）は視床下部の**視交叉上核**にあります．各臓器に存在する末梢時計へ時刻情報を伝達し，生体の時間的秩序を統括しています．リズムを生み出す分子機構として4つの時計遺伝子の発現リズムがあり，このうちの1つの遺伝子を消失させたマウスは，体温の日周リズムを失います（Nagashima et al., 2005）．1日中産熱反応が起こり，昼と夜の使い分け（体温調節）ができなくなっています．分子レベルのリズムから体温という個体レベルのリズムへどのように伝達されるか，という「メカニズムは」わかっていないことが多くありますが，交感神経の調節を担う視床下部の室傍核は，視交叉上核から時刻情報を受け取り産熱反応を調節します（Tokizawa et al., 2009）．おそらく体温調節中枢の視索前野も，視交叉上核との連携を図り，昼と夜の使い分けをしているものと考えられます．

体温の日周リズムの意義

　睡眠の生理学的意義の1つに「体内エネルギーの節約」がありますが，おそらくヒトが活動しない時間帯に体温が低くなることはエネルギー節約の目的があ

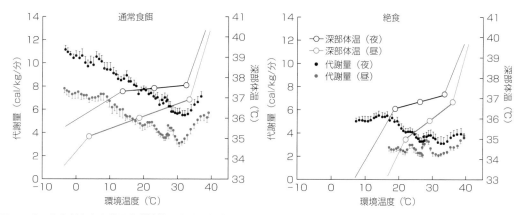

図1-19　さまざまな環境温度（横軸）に曝露した時のマウスの深部体温と代謝量の関係（Tokizawa et al., 2015より改変）
左図は通常の食餌で飼育した条件．右図は24時間絶食した条件.

ると考えられます．**図1-19左図**はマウスを広い温度帯に曝露した時の深部体温と代謝量を昼と夜で比較した実験です（Tokizawa et al., 2015）．マウスは暑さに弱いため室温33℃以上では深部体温は上がる一方ですが，それ以下では昼夜の差が明らかです．夜（活動期）の深部体温は，室温13〜33℃の間では，コンスタントに37.5℃に保たれます．しかし，昼（休息期）には室温4〜33℃の間では，深部体温が35〜37℃の間で緩やかに調節されています．夜は活動に備えて予め体温を高く保ち，さらにさまざまな外乱に対応することができるように調節系を絶えず「オン」にしているようです．一方で昼は，休息期ですから調節系を「オフ」にし，多少の体温変化は許容しています．代謝量をみると，夜には室温−4℃まで上がり続けますが，昼には室温10℃以下では上昇が止まり，エネルギー節約がはじまっています．**図1-19右図**は24時間絶食したマウスの場合です．絶食することで夜でも節約モードに入っていますが，室温18〜33℃の間で代謝を上げ深部体温を37℃付近に維持しています．しかし，昼には代謝は上がらず，変温動物のような反応です．ヒトでは，ここまで大きな体温調節の昼夜の使い分けは起きませんが，時差ボケやシフトワークによるリズムの変調は，からだに大きな負担になることからも，日周リズムの維持は生体の恒常性（ホメオスタシス）の根幹をなすのではないでしょうか.

文　献

Nagashima K, Matsue K, Konishi M, et al.（2005）The involvement of Cry1 and Cry2 genes in the regulation of the circadian body temperature rhythm in mice. Am J Physiol Regul Integr Comp Physiol, 288: R329–R335.

Tokizawa K, Uchida Y, Nagashima K, et al.（2009）Thermoregulation in the cold changes depending on the time of day and feeding condition: physiological and anatomical analyses of involved circadian mechanisms. Neuroscience, 164: 1377–1386.

Tokizawa K, Yoda T, Uchida Y, et al.（2015）Estimation of the core temperature control during ambient temperature changes and the influence of circadian rhythm and metabolic conditions in mice. J Therm Biol, 51: 47–54.

【時澤　健】

20 良い眠りにつくための体温管理とは

　睡眠・覚醒リズムは，体内時計の中枢である視交叉上核（間脳の視神経の交わる場所（視交叉）の上の部分）によって調節されている一方で，いくつかの外因性の影響も受けています．最も代表的な因子は光で，ヒトの内因性の生物時計（体内時計）は24時間よりも遅いリズムであるため，朝の光がリセットし，覚醒状態を生み出します．そして温度も体内時計に影響を及ぼし，深部体温の日周リズムは睡眠・覚醒リズムに大きくかかわります．たとえば不眠症のヒトは，深部体温の日周リズムの位相がずれていることが知られています．睡眠はこれらの影響に加えて，寝不足になると眠気が増してその後の睡眠時間が増えるように，睡眠の恒常性維持システムも関与しており，すべてが統合された形として睡眠が成り立っています．

　夏には夜間の睡眠が浅くなり，目覚めが早くなるような経験はないでしょうか？　また日中の眠気が増すような体験も比較的多くなりませんか？　シエスタと呼ばれる昼寝の習慣が熱帯地域に多いのはなぜでしょうか？　これらは先に述べたように，日の出が早い光の影響，夜間睡眠の負債を補う影響，さらに日中の暑さを避けるために昼寝をするということも関係するでしょう．しかし暑さそのものが睡眠に影響を及ぼしている側面があります．

　1日中ベッドレスト状態の体温調節反応から，睡眠自体の影響を受けない1日のリズムをみてみます（Kräuchi et al., 1994）（**図1-20**）．普段の入眠時刻の数時間前から深部体温は下がりはじめます．このタイミングと同じくして手や足など**末梢の皮膚温**は上がりはじめ，**熱放散**反応が促されていることがわかります．さらに代謝量の低下や発汗反応も相まって，通常の睡眠中の時刻には深部体温は最低値を示します．そして早朝に深部体温は上がりはじめています．このような反応は暑くも寒くもない快適な環境（20℃台後半の**環境温度**）で得られたデータであり，これが暑い環境となると，そもそも皮膚温は高く，さらに熱放散を高めるためには発汗に頼ることになります．寝汗は不快を伴い，良好な睡眠を妨げることになります．実際に，脳波などで睡眠の質を測定した研究では，快適な環境温より高い34℃の環境温度になると，睡眠中に深部体温の低下がみられず，深い睡眠が得られなくなることがわかっています．

　ではどのような対処があるでしょうか？　最近，アスリートをはじめとして睡眠環境の改善に注目が集まっていますが，研究も大いに発展しており，その中で

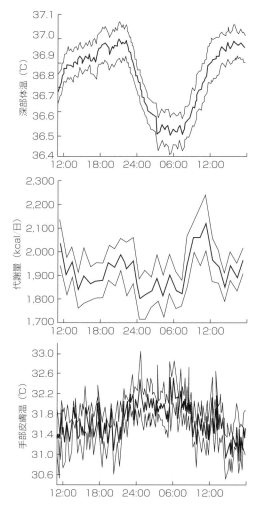

図1-20　1日にわたる深部体温（直腸温），代謝量，
手部皮膚温の変化（Kräuchi et al., 1994より改変）
普段23:00〜1:00に就寝し7:00〜8:15に起床する人
がベッドレストの状態で覚醒を続けた時の反応.

2つの研究を紹介します．1つ目は睡眠中の環境温度を変化させる試みです（Togo et al., 2007）．エアコンの力に頼ることになりますが，入眠から起床まで一定の環境温度にするのではなく，睡眠前半に徐々に環境温度を下げ（29.5℃から27.5℃へ），その後半には再度もとの環境温度まで戻していくという方法です．そうすると一定の環境温度（29.5℃）より深部体温が約0.4℃下がり，深い睡眠がより得られるようになります．ただ低い環境温度にするのではなく，徐々に下げた後にまた上げるという方法がポイントです．2つ目はマットレスの熱伝導性能を上げる試みです（Kräuchi et al., 2018）．熱伝導性能が高いマットレスでは，マットレスに広く密着する体幹背面を中心に皮膚温の低下が引き起こされ，熱伝導性能の低いマットレスと比べて深部体温が約0.3℃下がります．結果として深い睡眠が得られています．

　暑さへの対応を中心として述べましたが，冬には末梢が冷えることによる睡眠への影響もあります．寝具や冷暖房器具の開発は進んでいますので，個々の特性に合った方法でうまく睡眠を管理することが求められます．

文　献

Kräuchi K, Wirz-Justice A, et al.（1994）Circadian rhythm of heat production, heart rate, and skin and core temperature under unmasking conditions in men. Am J Physiol, 267: R819-R829.

Kräuchi K, Fattori E, Giordano A, et al.（2018）Sleep on a high heat capacity mattress increases conductive body heat loss and slow wave sleep. Physiol Behav, 185: 23-30.

Togo F, Aizawa S, Arai J, et al.（2007）Influence on human sleep patterns of lowering and delaying the minimum core body temperature by slow changes in the thermal environment. Sleep 30: 797-802.

【時澤　健】

第 1 章 からだで感じて考えてみよう

21 発熱の正体

　風邪のひきはじめ，特にインフルエンザのような結果的に高熱が出るような場合，感染初期には強い悪寒やふるえを生じることがあります．布団にくるまってさらにからだを温めようとすることもあります．これらはすべて寒さに対する体温調節反応ですが，この時，体温が低くなっているわけではありません．平熱であった体温が，このような反応が引き起こされることで体温は上がり，40℃近くまで達することもあります．激しい運動を行ったり，暑い環境に長時間居たりすることで「受動的に」体温が40℃まで上がることはありますが，風邪やインフルエンザの場合は「積極的に」体温を上げています．どのような生理学的な目的と「メカニズム」で発熱は起こるのでしょうか？

　発熱の目的を考えるうえで頻繁に引用される実験があります（Kluger et al., 1975）（図1-21）．変温動物であるトカゲをさまざまな環境温度で飼育した時，感染への耐性が変わるかどうかを調べた実験です．34℃で飼育したトカゲは，細菌が投与されて1日以内に半数以上が生存できなくなったのに対して，42℃で飼育したトカゲの8割が7日間生存できたのです．「Fever and Survival」とのシンプルかつ刺激的なタイトルで，1975年に学術誌Scienceに発表されたこの論文では，解熱剤の影響も検証しています．42℃で飼育したトカゲでも解熱剤によって体温が下がると，細菌が投与されて3日以内に生存ができなくなってしまいます．この実験から，体温が高いほど**感染への耐性**が増すことが示唆され，発熱のメリットの1つと考えることができます．

　発熱は哺乳類，爬虫類，魚類，そして系統発生的に古い節足動物などでも起こります．体温が高くなることは，**Q10効果**（温度が10℃変わると，生理機能がどれだけ変化するかという指標：第1章13項参照）によって代謝量が増して，エネルギーを浪費することになります．にもかかわらず多くの生物で発熱が起こるということは，適応的意義が大いにあると考えられます．具体的には，**免疫細胞**の産生や機能が活発になり，病原微生物の生育を抑制します．

　実は，トカゲは変温動物であることから，行動性体温調節のみを行います．しかし，発熱と行動性体温調節を結びつける「メカニズム」はよくわかっていません．ヒトでも感染症による発熱時に，なぜ寒気や温熱的不快感が起こるのかという「メカニズム」は不明なままです．温熱的感覚以外にも，発熱時には眠気や疲労感，さらには食欲の低下が起き，からだを休ませようとするはたらきが伴いま

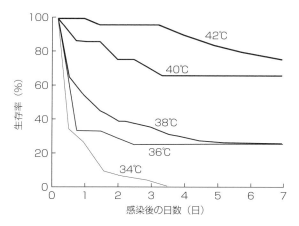

図1-21 さまざまな環境温度に曝露した時のトカゲの感染後日数と生存率の関係(Kluger et al., 1975より改変)

す．これらも詳細な「メカニズム」はわかっていませんが，**炎症性サイトカイン**（細胞同士が連絡を取り合うための化学伝達物質で，特に免疫系細胞から分泌される炎症症状を促すもの）が引き金になっているようです．

　一方で，自律性体温調節の「メカニズム」は非常によくわかってきました．まず病原菌の感染が起こる際，発熱を誘発する代表的な物質は，リポ多糖，RNAウイルス由来の2本鎖RNA，ペプチドグリカンです．それらが体内へ侵入してきたことをマクロファージが検知し，炎症性サイトカインと呼ばれるインターロイキン-1α（IL-1α），IL-1β，IL-6，腫瘍壊死因子α（TNF-α），インターフェロンが細胞外へ放出されます（Evans et al., 2015）．するとその一部が，プロスタグランジンE_2（PGE_2）を脳内で産生し体温調節中枢を刺激します（第3章2項参照）．そして最終的に皮膚血管の収縮を促し放熱が抑制され，さらに褐色脂肪の熱産生が起こり，体温上昇が起きます．

文　献

Evans SS, Repasky EA, Fisher DT, et al.（2015）Fever and the thermal regulation of immunity: the immune system feels the heat. Nat Rev Immunol, 15: 335-349.
Kluger MJ, Ringler DH, Anver MR（1975）Fever and survival. Science, 188: 166-168.

【時澤　健】

22 ストレスが体温に影響する理由

　発熱を起こすような感染性疾患に罹患していないにもかかわらず，単発的にあるいは継続的に高熱を示すようなヒトがいます．このうち，心理的なストレスと関係している場合が報告されています．この発熱パターンは一定したものではなく，40℃近くにもなるような一過性の高熱がでたり，38℃に至らない微熱が数カ月から1年にわたり継続する場合があります（Oka, 2015）．これらは何らかの感情的な反応や慢性的なストレスと関係しているため，**心因性発熱**もしくは**神経性発熱**と呼ばれています．心因性発熱は，通常の発熱と同様に，日常の活動を大きく制限するわけですが，心因性発熱の原因は明らかでないことが多く，特に解熱剤がまったく無効であることも大きな問題です．さらに，医療従事者さえも，心因性発熱の存在を必ずしも正しく認識していない場合が多いようです．

　実験動物によって同様な体温上昇がみられており，この「メカニズム」が心因性発熱と同様なものであると推測されています．たとえば，狭い場所が好きなマウスを広い場所に置いたり，新しい飼育ケージに変えて移したり，自分より強い大きな他の実験動物をみせたりすると体温が上昇することが報告されています．驚くべきことに，この上昇は，30分以内に2℃にも及ぶ場合があります．このように，動物実験では，心因性発熱はストレスと関係しており，**ストレスの原因が**減ったり，ストレスを軽減する薬剤投与が行われると発熱は軽減することが明らかになっています．この体温上昇は解熱剤の1つであるインドメサシンを投与しても変化しませんが，抗不安薬であるジアゼパムを投与すると軽減することが報告されています（Lkhagvasuren et al., 2014）（**図1-22**）．この結果より，実験動物をモデルとした心因性発熱の「メカニズム」が探索されています．感染性の発熱は，視床下部視索前野を起点として最終的には自律神経活動の上昇による熱産生の増加，熱放散の低下が生じて起こることが知られています．一方，心因性発熱は，おそらく感情などにかかわる脳皮質を起点としており，視床下部視索前野は関係しません．しかし，実験動物を用いた研究結果では，感染性発熱でも心因性発熱でも共通して褐色脂肪組織やふるえによって体温が上昇すると報告されています．

　ストレスによる体温上昇は健康なヒトにでもみられることが報告されています．たとえばボクシングの試合に臨む少年12人（12〜14歳）の，まだ試合前の練習もはじまっていない時間の舌下温を測定すると，普段同じ時間に家にいる時

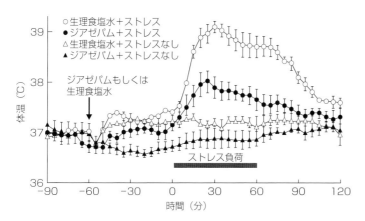

図1-22　ラットにストレスが加わったときの体温の上昇とジアゼパムの効果
(Lkhagvasuren et al., 2014 より改変)

の温度に比べて0.8℃高いことが報告されています（Renbourn, 1960）．また，大学の入学試験でストレスがかかった場合でも，普段，家にいる時より0.6℃高くなるといった報告があります．しかし，これら多くのヒトがストレスを受けた際に，一般にみられる体温上昇は，ストレス性高体温と呼ばれ，疾病に分類される心因性発熱とは区別されます．ストレス性高体温においては，体温の上昇は1℃以下にとどまり，絶対温度としても37.5℃以下です．心因性発熱との差は，ストレスそのものの強さの違いであるとともに，ストレスが継続的にあることが，何かしらの感情的なイベントがあった際に生じる発熱の増強因子になるのではないかと考えられています．同様な反応は動物実験によっても確認されています．

　ストレスによる体温の上昇は健常人でも起こりますが，その際，特に強い自覚症状は伴いません．ところが，心因性発熱の患者においては，不眠や疲労感と体温上昇との強い相関が多くみられます．

　ヒトの心因性発熱やストレス性高体温の原因は，実験動物と同様，感染や炎症に伴う発熱のような「メカニズム」，すなわちプロスタグランジンE_2（PGE_2）やサイトカインを介さないものです（第1章21項・38項参照）．この原因として，同じストレスに対する過剰な交感神経の活動が関係することが推測されています．

文　献

Lkhagvasuren B, Oka T, Nakamura Y, et al.（2014）Distribution of Fos－immunoreactive cells in rat forebrain and midbrain following social defeat stress and diazepam treatment. Neuroscience, 272: 34‒57.
Oka T（2015）Psychogenic fever: how psychological stress affects body temperature in the clinical population. Temperature (Austin), 2: 368‒378.
Renbourn ET（1960）Body temperature and pulse rate in boys and young men prior to sporting contests. A study of emotional hyperthermia: with a review of the literature. J Psychosom Res, 4: 149‒175.

【永島　計】

23　冬眠とは違う？日内休眠とは

　冬眠は寒く食糧が乏しい時期を乗りきるための手段であることはよく知られていますが，日内休眠はそれほど知られていないかもしれません．どちらもエネルギー節約のために体温と代謝量を下げることは共通していますが，冬眠が冬という長い期間であるのに対して，日内休眠は1日のうちに起きる現象であり時間が短いのが特徴です．野生動物と自然環境の条件でなくても，実験室で飼育された動物を室温を下げ餌を少なくすることで実験できるという点も共通しています．比較的研究が進んでいる日内休眠からみていきます．

　マウスやラットを絶食させると，マウスでは1日程度，ラットでは数日のうちに体温と代謝量は低下しはじめます．ここで特徴的なことは，活動期である暗期にはあまり低下せず，非活動期である明期に大きく低下するということです．餌がなくなることでエネルギーの節約をしなければならない一方で，新たな餌を探す必要があります．したがって，一様に体温や代謝が低下するのではなく，活動する間は通常モードで，寝ている間は通常よりも体温と代謝量を積極的に下げる節約モードにする「しくみ」があると考えられます．この積極的な体温低下は，マウスやラットでは3〜6℃程度，リスやハムスターなどでは10℃以上低下する場合があります．この日内休眠がどのような「メカニズム」で引き起こされているのでしょうか．

　まず，餌がなくなったことによるエネルギー節約のためのスイッチは，いくつかの**摂食ペプチド**（タンパク質よりも小さく，アミノ酸がペプチド結合してつながった分子の総称）がかかわっています．空腹が続き食欲が高まると，脂肪から産生されるレプチンは減少し，胃から産生されるグレリンが増加します．これらは視床下部の主に弓状核に作用し，視床下部内のネットワークで体温や代謝量にかかわる領域にエネルギー節約の情報が伝えられます．次に，活動期には通常モード，**非活動期**には**節約モード**に切り替えるスイッチです．外界の光の情報を頼りにしていますが，常に暗い環境や常に明るい環境においても日内休眠は起こります．そこで生物時計（体内時計）の中枢である視交叉上核の内因性リズムが重要となります．時計遺伝子の1つである*Clock*の変異型マウスは，光を頼りに体温の日周リズムをつくることができます．しかし，絶食によって体温や代謝量の低下は起こるものの，非活動期の大きな体温低下という日内休眠の特徴はみられません（Tokizawa et al., 2009）（**図1-23**）．視交叉上核は視床下部内のさ

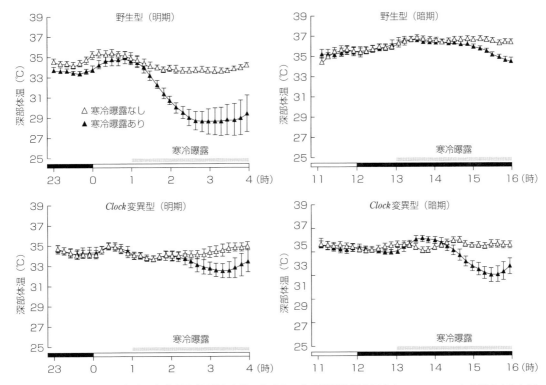

図1-23　48時間の絶食時に寒冷曝露（20℃）を行った時のマウス深部体温の反応（Tokizawa et al., 2009 より改変）
上段は野生型マウス，下段は *Clock* 変異型マウス．明期は非活動期，暗期は活動期を示しています．

まざまな領域に時刻情報伝達のネットワークを広げていますが，交感神経にかかわる室傍核へ節約モードの切り替え情報を伝え，日内休眠を引き起こしています（Tokizawa et al., 2009）．たとえば，グレリンが投与されたマウスは，活動期には体温に変化がみられないものの，非活動期には体温が低下します（Tokizawa et al., 2012）．

　一方で，冬眠は扱うことが可能な動物が限られていることや，長期間に渡る実験となるため未だ謎が多く残されています．ヒトの人工冬眠への期待があるものの，冬眠を誘導する物質や低温耐性の「メカニズム」の本質的な理解には至っていないのが現状です．体温が氷点近くまで低下しても生存し続け，再び37℃まで回復する驚くべきシステムの解明が待たれます．

文　献

Tokizawa K, Uchida Y, Nagashima K（2009）Thermoregulation in the cold changes depending on the time of day and feeding condition: physiological and anatomical analyses of involved circadian mechanisms. Neuroscience, 164: 1377-1386.

Tokizawa K, Onoue Y, Uchida Y, et al.（2012）Ghrelin induces time-dependent modulation of thermoregulation in the cold. Chronobiol Int, 29: 736-746.

【時澤　健】

24 体温調節とホルモンのはたらき

　ホルモンとは内分泌腺から分泌され，血液によって体中に運ばれる微量の物質です．体中で特異的な受容体を持つ標的器官に作用します．しかし，最近の研究では，分泌様式や運搬経路，作用様式が，ひと通りでない例も多くあることが明らかになっています．卵巣から分泌される**女性ホルモン**（エストラジオール，プロゲステロン），精巣から分泌される**男性ホルモン**（テストステロン），副腎から分泌される**グルココルチコイド**，また，甲状腺ホルモンや**カテコールアミン**（アドレナリン，ノルアドレナリン，ドーパミン），小腸から分泌されるコレシストキニン，胃から分泌されるグレリンといった摂食ホルモンは体温に影響しますが（中山，1981），詳しい「しくみ」はまだ明らかになっていません（**図 1-24**）．

エストラジオール，プロゲステロン，テストステロン

　血中エストラジオール，プロゲステロン濃度は女性の月経周期に伴い変動します．これらのホルモンは女性の体温調節に影響します．女性の基礎体温の高温期はプロゲステロンの産熱作用によるものです．皆さんは，運動すると体温が上がるのを感じますか？　女性の高温期は運動前から体温が高くなっていますので，同じように運動してもさらに体温が上がりやすいので注意してください．動物実験で，エストラジオールは寒い時の体温維持作用や，暑い時の体温調節行動を増やす作用が示されています．女性においても，薬剤でTRPM8（第 1 章14項参照）を活性化した時，月経周期中のエストラジオール濃度が高い時期は，より冷たくて不快と感じ（Uchida et al., 2019），行動性体温調節（第 1 章 7 項参照）が起きやすいようです．更年期になると卵巣機能の低下により女性ホルモンが減少します．これが更年期の「のぼせ」，「冷え」の発症にかかわると言われています．このように，女性にとってエストラジオールとプロゲステロンは重要な体温調節のホルモンなのです．一方，男性ホルモンは女性ホルモンのような変動はありません．もちろん，加齢による低下はありますが，テストステロンは男性の体温維持に不利にはたらくようです．精巣を摘出した動物は正常な動物より，寒い時に体温が維持できたのです（中山，1981）．性ホルモンが，女性では体温維持にプラスに作用するのに対し，男性ではマイナスに作用するのです．これは不思議なことです．体温調節には性差があると言えるでしょう．

グルココルチコイド，甲状腺ホルモン，カテコールアミン

　グルココルチコイドは，寒い時に肝臓の酵素の活動を増やし，熱産生（産熱）

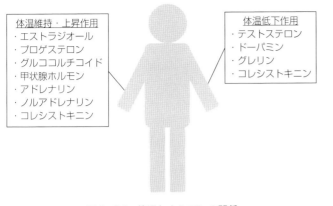

体温維持・上昇作用	体温低下作用
・エストラジオール	・テストステロン
・プロゲステロン	・ドーパミン
・グルココルチコイド	・グレリン
・甲状腺ホルモン	・コレシストキニン
・アドレナリン	
・ノルアドレナリン	
・コレシストキニン	

図1-24 体温とホルモンの関係

に影響します．甲状腺ホルモンには産熱作用があります．動物実験で，アドレナリンを投与すると，産熱の指標である酸素消費量を増やしたことから，アドレナリンには産熱作用があることがわかっています．このアドレナリンの産熱作用は甲状腺ホルモンで促進されます（中山，1981）．寒い時，アドレナリン分泌は増えます．第1章10項で

みたような寒冷時のからだを「温めるしくみ」にかかわっているのです．動物実験（ネズミ）で，ノルアドレナリンを投与すると，尾の皮膚温を低下させました（Ootsuka et al., 2015）．皮膚温の低下はからだからの熱放散を抑え，体温を維持する方向にはたらきます．つまり，ノルアドレナリンは体温維持作用があるようです．一方，動物実験でドーパミンの投与により，直腸温を下げました（Cox et al., 1977）．同じ**カテコールアミン**の仲間でも体温への作用は異なるようです．

コレシストキニン，グレリン

コレシストキニンは，食後に分泌され食欲を抑えます．動物実験で，コレシストキニンは末梢投与すると体温を下げ，中枢（脳）に投与すると体温を上げるという不思議な作用があります（Szelényi et al., 2004）．詳しいしくみは，今後の研究が待たれます．グレリンは，空腹時に胃から分泌され食欲を増します．お腹が空くと，なんだか寒くなったような気がしませんか．動物実験で，**グレリン**は体温を低下させたり，寒冷時の行動性体温調節を増やしました（Uchida et al., 2018）．もしかすると，ヒトが空腹時に寒さを感じるしくみにグレリンがかかわっているかもしません．

文 献

Cox B, Lee TF（1977）Do central dopamine receptors have a physiological role in thermoregulation? Br J Pharmacol, 61: 83-86.

Ootsuka Y, Tanaka M（2015）Control of cutaneous blood flow by central nervous system. Temperature (Austin), 2: 392-405.

Szelényi Z, Székely M, Hummel Z, et al.（2004）Cholecystokinin: possible mediator of fever and hypothermia. Front Biosci, 9: 301-308.

Uchida Y, Nagashima K, Yuri K（2018）Fasting or systemic des-acyl ghrelin administration to rats facilitates thermoregulatory behavior in a cold environment. Brain Res, 1696: 10-21.

Uchida Y, Tsunekawa C, Sato I, et al.（2019）Effect of the menstrual cycle phase on foot skin temperature during menthol application in young women. J Therm Biol, 85: 102401　https://doi.org/10.1016/j.jtherbio.2019.102401.

中山昭雄編（1981）温熱生理学．pp166-179，理工学社．

【内田有希】

25 運動すると暑い理由

　真冬でも外でジョギングをすると次第にからだが温まるのを感じます．はじめは寒くて着込んでいた上着を，「暑い」と感じて脱ぎたい衝動に駆られます．これは運動による活動筋の熱産生が，深部体温および皮膚温を上昇させるからです．もしそのまま上着を着続けると体温はさらに上昇することになります．しかし脱ぐという行動を起こした場合は，ジョギングのペースにもよりますが，体温はそれ以上あがらず定常状態になります．

　反対に，真夏を考えてみましょう．外に出るとジョギングをはじめる前から暑さを感じます．服装はTシャツに短パン，それ以上脱ぐことはできません．それでもジョギングをはじめると深部体温および皮膚温は上昇し，さらに暑さを感じ，脱げない代わりに何かでからだを冷やしたい衝動に駆られます．マラソン競技などでは，給水ポイントで冷えた飲料を補給したり，水を含んだスポンジでからだを濡らしたり，といった行動がみられます．

　以上のように，冬でも夏でも運動を行い体温が上昇した時にとる行動は，暑さを感じることが発端になっています．**温度感覚**と同時に**温熱的不快感**と呼ばれる「暑くて不快」という感覚です．それぞれの行動による結果として長く運動を持続できることは，「暑さ」を感じる大きなメリットと言えます．これらは現代社会を想定したものでしたが，狩猟採集を行っていた時代にも，生存に有利にはたらいたと考えられます．その時代に長時間走る能力がヒトの進化の特徴だったと言われており（Bramble et al., 2004），ヒト以外に相当程度のスピードで1時間以上走り続けることができる動物はいません．そのためにヒトは体毛を減らし汗腺を発達させ，熱放散能力を上げることに成功しています．しかし活動筋による熱産生が熱放散能力を上回る場合には，熱放散を助けるような行動をとるか，熱産生を下げるために走るスピードを下げる必要が出てきます．そうして温熱的不快感を加減します．それを無視してしまうと，深部体温は過度に上昇し熱中症などの危険性が迫ります．したがって，運動を行って暑く感じることは，命を守るブレーキの役割であり，体温調節が発達し長時間運動が可能となったヒトにおいては，特に重要な**リミッター機能**と考えられます．

　感染などによって発熱した時，「熱がでた」と体温上昇を感じることはできますが，感染初期には悪寒の方が強くなります．これは体温を積極的に上げようとする「しくみ」（**セットポイント**の上昇）がはたらくためです（セットポイントに

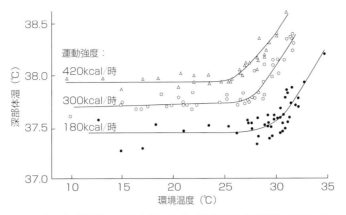

図1-25　さまざまな環境温度（横軸）で運動を行った時の深部体温（直腸温）の反応（Lind, 1963より改変）
運動強度が高いほど上方へ移動していて，環境温度25～30℃で深部体温を維持できず上昇します．

ついては，第1章16項を参照）．運動をして体温上昇が起こる場合とは状況が異なることはわかりますが，それでは運動して暑いと感じるということは，積極的に体温を下げようとする「しくみ」が働いているのでしょうか？　反対ということは，すなわちセットポイントが低下するのでしょうか？

　激しい運動をすると，活動筋の熱産生量は安静時の10～15倍にもなるため，熱放散が追いつかず，結果的に体温が上昇するという側面があります．その意味では，熱放散をより高めて体温を下げようとしています．ではセットポイントはどうなっているでしょうか．運動時にはセットポイントは低下すると主張する論文（Jequier, 1970）がある一方，熱産生と熱放散のバランスが保たれるような運動強度で検証すると，セットポイントは運動強度に依存して上昇するという論文があります（Lind, 1963）．幅広い環境温度で運動を行った時，運動強度が高いほど一定に維持される深部体温は高くなります（**図1-25**）．環境温度が25℃を超えた辺りから熱放散が追いつかなくなり深部体温は上昇することから，それまではあえて高い深部体温を維持していたと考えられます．セットポイントの解釈は状況によって複雑な部分がありますが，適度な体温上昇は運動効率を高めることから，少なくとも安静時よりはセットポイントは上がっている可能性は高いです．

文　献

Bramble DM, Lieberman DE（2004）Endurance running and the evolution of Homo. Nature, 432: 345-352.
Jequier E（1970）Reduced hypothalamic set point temperature during exercise in man. Experientia, 26: 681.
Lind AR（1963）A physiological criterion for setting thermal environmental limits for everyday work. J Appl Physiol, 18: 51-56.

【時澤　健】

26 脱水症と体温の密接な関係とは

　近年，熱中症予防に水分摂取が推奨されています．特に夏の暑い時期にニュースや天気予報などでは，熱中症予防のために水分を摂取するように訴えています．なぜ，水分摂取が熱中症予防になるのでしょうか？　一言で言えば，脱水状態になると体温調節がうまく機能しなくなるからです．

　体温調節機能と体液調節機能は密接に相互連関して機能しています．私たちのからだは，体内環境を一定に保つようにさまざまな調節がなされています．体液は，その量と浸透圧（溶解している溶質の濃度）を一定に保つように，体温はコア温（からだの中心の温度）を一定に保つように調節されています．しかし，これらを独立して調節することは不可能です．なぜなら，体温上昇時の体温調節反応は，体液の状態を変化させてしまうからです．

　体温上昇時の体温調節反応は，**発汗**と**皮膚血管拡張**（皮膚血流量増加）ですが，これらはいずれも体液調節機能そのものに影響を与えます．高体温時には蒸発性熱放散で放熱量を増加させるため，発汗が誘発されますが，その結果体内の水分が失われ，体液量は減少します．汗の原料は細胞外液ですが，汗腺の導管でナトリウムイオンとそれに対応する陰イオンは再吸収されるため，汗は細胞外液に比べてナトリウム濃度が低くなります．溶質（ナトリウムイオンとそれに対応する陰イオン）の損失よりも水の損失の割合が大きいため，発汗量が多くなると，細胞外液量の減少とともに細胞外液浸透圧の上昇が起こります．一方，皮膚血流量増加は末梢への血液の貯留を招き，**細胞外液量（容量）調節系**に影響します．ところで，私たちのからだは細胞外液量を直接測定することができないため，心房の伸展受容器の伸展度合いで血液量をモニターしています．皮膚血流量が増加すると末梢への血液の貯留により心臓に還ってくる血液が減少し，心房の伸展受容器が縮む（脱負荷）ため実際に体液量が減少していなくても減少した時と同様の反応が起こります．

　細胞外液浸透圧の上昇は，脳の浸透圧受容器を介して口渇感や下垂体後葉から分泌されるホルモンの1つであるバソプレッシンの分泌を引き起こします．バソプレッシンは腎臓での水の再吸収を増加させ，体液浸透圧の維持にはたらきます．体液調節では，細胞外液浸透圧が細胞外液量よりも優先されて調節されています．たとえば，高張性食塩水を輸液すると，体液量が増加するにもかかわらず，喉の渇きが起こりバソプレッシン分泌による尿の濃縮と尿量の減少が起こります．

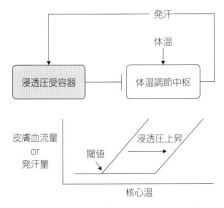

図1-26　浸透圧調節と体温調節の相互連関
体温上昇により発汗が誘発されますが，発汗により細胞外液浸透圧が上昇し，この上昇が浸透圧受容器を介して体温調節中枢の活動を抑制します（上図）．細胞外液浸透圧の上昇は，体温上昇時の体温調節反応である皮膚血管拡張，発汗量をそれらのコア温閾値を上昇させる（コア温上昇に対する反応を弱める）ことにより抑制します．

　一方，細胞外液浸透圧上昇は，体温上昇時の発汗および皮膚血管拡張を抑制します．この抑制は，これら体温調節反応のコア温閾値を上昇させることにより起こること，そして発汗のみならず皮膚血管拡張にも同様に影響することから中枢性の抑制であると考えられます（**図1-26**）．温度感受性ニューロンが直接浸透圧により抑制されるという報告もありますが，**体温調節中枢**（温度感受性ニューロン？）に対して浸透圧受容器から抑制性入力があり，浸透圧上昇により体温調節反応が抑制されるようです．すなわち，脱水時には**浸透圧調節**が体温調節よりも優先されていることになります．

　発汗による細胞外液（血液）量の減少や，皮膚血流量増加による末梢への血液貯留によって引き起こされる静脈還流量（心臓に還ってくる血液量）の低下は，心房の伸展受容器の脱負荷（縮むこと）によってモニターされ，体液量が減少したと認識されます．伸展受容器の脱負荷は，体温上昇時の皮膚血管拡張反応を抑制します．これは，静脈還流量の低下による心拍出量の低下に対して，末梢血管を収縮させて血圧を維持するための反応であると考えられています．一方，伸展受容器の脱負荷が発汗を抑制するか・しないかについては，抑制するという報告としないという報告があり，意見が分かれています．

　以上の通り，体液の状態を保つために脱水の進行を防ぐことと血圧を維持することが，体温調節よりも優先されることがわかります．脱水（細胞外液浸透圧の上昇と細胞外液（血液）量の減少）により体温調節機能が抑制されるため，脱水時に熱中症のリスクが上がることにつながります．個々の機能系が独立して機能しているのではなく，環境要因とからだの状態から，常に最適な状態になるように優先順位を決めて妥協しながら，生体機能調節されていることを理解することが大切です．

文　献

Takamata A（2012）Modification of thermoregulatory response to heat stress by body fluid regulation. J Phys Fitness Sports Med, 1: 479-489.

【鷹股　亮】

27 血液循環と体温調節の関係

　細胞の活動によって産生された熱は，伝導によって周辺組織に徐々に拡散するとともに，からだ中に網羅された血管内を流れる血液によって効果的に対流的に熱移動され，皮膚表面から放散されます．また，皮膚表面が冷やされたり，温められると，血液を介して体内を循環し，体温調節中枢へも運ばれ体温調節反応に関与します．

　血液循環は心臓のポンプ機能と末梢の血管抵抗によって調節されます．循環と体温の関係を実感するのはなかなか難しいですが，寒い日に体表面が十分に冷えている状態で温かいお風呂に入ると，少しゾクッとすることはその一例かもしれません．中心部の血液温度を反映する食道温や，実際に肺動脈血液温を測定すると，これらの温度は体表面で冷やされた血液によって一過性に低下します．寒い日に走り始めた際も同様に**血液循環**が促進されて，体内の温度は低下します．実際にゾクッとするかどうかは別として，深部体温の一過性の低下は冷やされた血液が循環していることを反映しています．

　視床下部にある体温調節中枢は，皮膚表面が寒冷や暑熱の刺激を受けることによって能動的に皮膚血管を収縮および拡張させます．そのため，末梢の血管抵抗が増加および減少します．冬には屋内外の急激な温度変化で血管が収縮し，血圧が上昇することで**脳卒中**になるリスクが高まります．また，徐々にからだが冷やされても血管収縮が促進され，血圧が緩やかに上昇することで脳などの血流調節に悪影響を及ぼすこともあります．一方，夏には皮膚血管が能動的にも受動的にも拡張することで末梢の血管抵抗が小さくなり，血圧調節が難しくなります．そのため，暑いところにいると，立ちくらみや頭がボーっとするなどの症状がみられることがあります．これは血圧や脳へ送る血液の調節が不十分なことが影響していると考えられています（**図1-27**）（Crandall et al., 2015）．

　脳卒中にはその病型によって季節差がみられるとも言われています（豊田，2011）．出血性の脳卒中は血圧が上昇しやすい冬に多く，**粥状硬化**（じゅくじょうこうか）（大動脈や脳動脈，冠動脈などの比較的太い動脈に起こる動脈硬化のことを指します．動脈の内膜にコレステロールなどの脂肪からなるドロドロした粥状物質がたまってアテローム（**粥状硬化巣**）（じゅくじょうこうか）ができ，次第に肥厚することで動脈の内腔が狭くなります）などが関連する脳卒中は発汗などで体液量の低下を伴いやすい夏に多く発症するとの報告もあります．いずれも温度変化に対する体温調節機能を介して，循環調

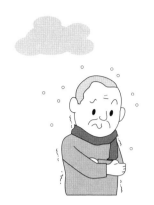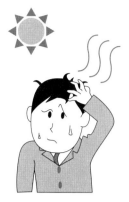

図1-27　季節による体温調節反応による循環調節への影響
寒い日（左図）には血管が収縮し血圧が上昇しやすくなって，出血性の脳血管疾患が増えるとの報告もあります．一方で，暑い日（右図）には血管が拡張するために血圧調節が難しくなり，立ちくらみなどがしやすくなる原因と言われています．

節に影響を及ぼして**循環系疾患**を発症する可能性を高めていることになります．

　環境温度ストレスに加え，運動ストレスが加わると，循環反応はより複雑になります．寒冷および暑熱刺激の程度と，運動強度や運動のタイプによって，代謝や体温が変化するため，活動筋や各臓器の血流量需要が異なるからです．さらに，これらは時間経過によって平衡状態が保たれなくなり，緩やかに上昇または下降することがあるため，循環調節の制限や障害になることがあります．たとえば，暑熱環境下で運動すると，体温調節および体液調節が影響して，活動筋と全身の血液供給が競合し，循環調節を難しくします．高体温時には多量の発汗による循環血液量の減少により持続性体力が低下するだけでなく，高体温に伴う中枢性疲労による筋出力低下も重なり，**運動パフォーマンス**は低下します．

文　献

Crandall CG, Wilson TE（2015）Human cardiovascular responses to passive heat stress. Compr Physiol, 5: 17-43.
豊田章宏（2011）全国労災病院46,000例からみた脳卒中発症の季節性（2002-2008年）．脳卒中，33：226-235.

【芝﨑　学】

28 運動時の体温のはたらき

　さまざまなスポーツにおいて，本番やトレーニング前にからだを動かし**ウォーミングアップ**をすると心身への好影響をもたらします．ウォーミング（warming）という言葉の通り，からだを温めるという部分が重要視され，適度に体温上昇が起こることで，**筋の代謝速度**や**神経伝達速度**が上がったり，**柔軟性**も高まったりする効果が得られます．特に瞬発力が求められるスポーツにおいては不可欠ですが，持久力が必要とされ暑熱環境で行われるスポーツでは必ずしも有益ではない場合もあるのです．それを示す実験が**図1−28**です（González-Alonso et al., 1999）．被験者は運動鍛錬者で，環境温度40℃（相対湿度17％）において，最大酸素摂取量の60％で自転車エルゴメータの運動を疲労困憊に至るまで行っています．事前に深部体温（食道温）を上げた場合と下げた場合で比較していますが，事前に深部体温を上げておくと疲労困憊に至る時間が早くなります．逆に事前に深部体温を下げておくと運動継続時間は長くなり，運動開始時における約2℃の深部体温の差が，2倍以上の運動時間の差を生み出すのです．これは過度な体温上昇を防ぐためにいくら余力があったとしても，高体温になること自体が運動を制限しています．この研究では運動鍛錬者が対象でしたが，もし普段あまり運動していないヒトが同様の実験を行った場合，深部体温が40℃に達する前に疲労困憊に至ってしまいます．その理由は，高い運動強度を維持する能力に欠けていると同時に，高体温になることに馴れていないため，深部体温が39℃付近で強い疲労感が生じてしまうためです．

　上記，González-Alonsoら（1999）の研究では，運動終了時の深部体温は平均して40.1℃，最も低い者で39.7℃，最も高い者で40.4℃まで達しています．ちなみに全身平均皮膚温は37.2℃（36.4〜37.6℃），そして主動筋である大腿部の筋温は40.8℃（40.2〜41.2℃）まで上昇しています．この時点で被験者は，疲労感を最大近くまで感じたか，最大心拍数に近づいたか，既定の自転車回転数を維持できなくなったか，という実験上の判断のもとで運動を終了しています．実験室では安全に配慮してこのような方法がとられますが，実際フィールドで測定された研究では，それ以上の高体温が確認されています．2つの実例を紹介します．

　1つ目はシンガポールで行われたハーフマラソンの大会で，気温27℃および相対湿度87％の環境で，運動鍛錬者18名の深部体温（ピル型の腸管内温度計を用いたデータ）を測定しています（Byrne et al., 2006）．ピークの深部体温は平均し

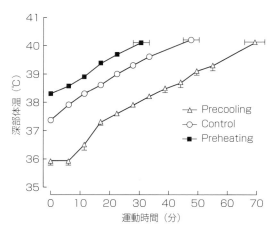

図1-28　運動前にからだを冷やした場合（Precooling），温めた場合（Preheating），何もしなかった場合（Control）の運動時の深部体温（食道温）の変化（González-Alonso et al., 1999 より改変）

て40.1℃であったものの，最も高い選手で41.7℃に達していました．この選手は18名中15番目のタイムであり，ラスト30分で深部体温は40.7℃から41.7℃に上昇していました．また最もタイムが遅い選手は，途中で深部体温が41.3℃に達した後に減速し，39.7℃でゴールしていました．半数以上が**深部体温40℃以上**に達し，約1割が41℃まで上昇していました．

　2つ目は，カタールで行われた自転車競技選手権で，気温37℃および相対湿度25％の環境で，運動鍛錬者40名の深部体温（ピル型の腸管内温度）を測定しています（Racinais et al., 2019）．40kmのタイムトライアルにおいて，深部体温が41.5℃まで上昇した女性選手がおり，25％の選手が40℃以上に達していました．このようなフィールドでの測定では，運動鍛錬者が限界まで追い込みパフォーマンスを発揮することから，実験室より高い深部体温が記録されています．しかし，平均すると40℃であり，競技成績と深部体温の到達レベルにはっきりとした関連性はないようです．また，熱中症の症状を呈した被験者はいずれの研究でもいなかったと報告されています．

文　献

Byrne C, Lee JKW, Chew SAN et al.（2006）Continuous thermoregulatory responses to mass-participation distance running in heat. Med Sci Sports Exerc, 38: 803-810.

González-Alonso J, Teller C, Andersen SL, et al.（1999）Influence of body temperature on the development of fatigue during prolonged exercise in the heat. J Appl Physiol (1985), 86: 1032-1039.

Racinais S, Moussay S, Nichols D, et al.（2019）Core temperature up to 41.5℃ during the UCI Road Cycling World Championships in the heat. Br J Sports Med, 53: 426-429.

【時澤　健】

29 運動時の水分の摂り方〜脱水・熱中症を防ぐ〜

熱中症予防の呼びかけに「こまめな水分補給」が最優先してあげられるように，運動時，特に暑熱下の運動による脱水は，熱中症を引き起こす可能性があります．またスポーツ活動においては，脱水は持久性運動の筋力発揮や認知機能を弱め，パフォーマンスの低下につながります．脱水は発汗や皮膚血流を抑制するため，熱放散が十分になされず，結果的に深部体温の上昇を招きます．運動時のパフォーマンスにはさまざまな要因がかかわりますが，脱水は熱放散抑制に加えて血液量低下を招き，さらにモチベーションなど心理的な側面にも悪影響を及ぼすことがわかっています．それでは，脱水を防ぐにはどのような水分摂取が必要なのでしょうか？

運動せず穏やかな気候で過ごしたとしても，1日に平均して2Lの水分がからだの中に入り（飲水と食事摂取），2Lの水分がからだから出ていきます（尿と不感蒸散）．普段あまり意識せず行っている飲水行動ですが，からだの60％を占める水分（70kgの成人男性で約40L）はどのように調節されているのでしょうか？

体温調節で用いられる温度受容器のような「水分量受容器」はヒトのからだには備わっていません．その代わりに，「浸透圧受容器」（第1章26項参照）と「（血）圧受容器」が体内の水分の増減をからだに知らせます．浸透圧とは簡単に言うと塩分濃度のことで，発汗によって水分が失われると体内の塩分濃度は上がります．そうすると浸透圧受容器が反応し，塩分濃度を薄めるよう口渇感（喉の渇き）を促したり，尿で水分が失われないよう腎臓での水分再吸収を促します．一方で圧受容器は，血液量が減ると血圧が低下することで反応し，腎臓でのナトリウム再吸収を促したり，ソルトアペタイト（食塩に対する食欲）を促したりします．このような「しくみ」が備わっているにもかかわらず，なぜ運動中には脱水に陥りやすいのでしょうか？

1つ目の理由に，口渇感は，**口腔咽頭反射**と呼ばれる水を「飲み込む」と抑制される性質があるからです．つまり少量の飲水で口渇感は満たされてしまい，必要な水分を摂取できない恐れがあります．この性質は，水を飲みすぎてしまって水中毒になることを防ぐことにつながります．しかし，このことを知って，脱水にならないためには，意識的に多めに飲水する必要があります．2つ目の理由は，各受容器によって促される時間的な遅れです．これはホルモンによる液性調節の限界であり，数時間の運動にはすぐに対応できないのです．そのため飲水は自発

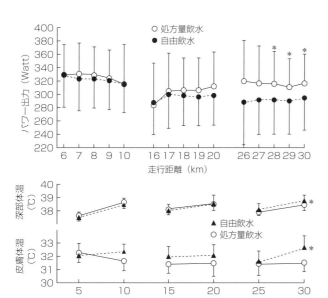

図1-29　30kmのサイクリング運動を自由飲水で行った条件と，発汗量に見合った処方量の飲水で行った条件の比較
（Bardis et al., 2017 より改変）
処方量の飲水の方が終盤にパワー出力は高く，深部体温（ピル型腸管温）と皮膚温は低くなりました．*条件間の有意な差（P<0.05）を示しています．

的な口渇感に任せて，飲みたい時に飲む**自由飲水**を勧める研究者もいます（Noakes, 2007）．実際にマラソン大会で体重の1〜3％の脱水が起きても良い成績を収めているというのが理由です．しかし，実験的に自由飲水と**発汗量に見合った飲水**を比べると，自由飲水では終盤のパフォーマンスがやや落ちるうえ体温上昇も促されるという報告があります（Bardis et al., 2017）．この実験では，トータル30kmのサイクリング運動を5km毎にペースを上げ下げし，ペースを上げた時の反応をみています（**図1-29**）．自由飲水試行では被験者が好きな時に好

きな量だけ水を飲んでいますが，体重は1.8％減，血漿浸透圧（血液の液体成分の溶質濃度を反映した値）は上昇していました．一方，1km毎に発汗量に見合った飲水を行った試行では，体重の減少は0.5％にとどまり（自由飲水と比べると約1kgの差），血漿浸透圧は上昇していません．ペースを上げた時，被験者は最大限のスピードで自転車を漕ぎますが，自由飲水ではラスト5kmでスピードとパワー出力が落ちる傾向にありました．しかし，発汗量に見合った飲水を行った試行では，それが維持され，深部体温や皮膚温は自由飲水より低くなっていました（**図1-29**）．より多くの力発揮があったため体温はより上昇する推定があったにもかかわらず，低くなっていることに注目すべきです．発汗量は，気温や湿度により影響を受けますが，事前に予測される発汗量を見越して飲水量を調節することが，運動時のパフォーマンス向上には勧められます．

文献

Bardis CN, Kavouras SA, Adams JD, et al.（2017）Prescribed drinking leads to better cycling performance than ad libitum drinking. Med Sci Sports Exerc, 49: 1244-1251.

Noakes TD（2007）The central governor model of exercise regulation applied to the marathon. Sports Med, 37: 374-377.

【時澤　健】

30 温泉入浴と体温調節

「温泉」は，地中から湧き出る25℃以上の水のことですが，「療養温泉」は34℃以上42℃未満と定められています．温泉水を飲む，霧状にして吸引するなどの利用法もありますが，国内での「湯治」は温泉地に滞在し，泉水に浸る（入浴する）方法が一般的です．温かいお湯に浸かると気持ちもからだもほぐれリラックスできます．「温かい」感じ方には，季節や個人により差があるので，一概に何度がオススメの水温とは言えませんが，平均すると35℃の水温は温かくも冷たくもない水温（中性水温）とされています．それ以上の水温では体温上昇を防ぐために発汗が起こり，それ以下では体温維持のために皮膚血管の収縮やふるえ熱産生が起きます．泉質を決める成分も，何となく効きそうな物質から，科学的に証明された効能をもつ物質までさまざまです．それらの中でも，**二酸化炭素**を過飽和状態（ガス体）で含む温泉，二酸化炭素温泉（通称：**炭酸泉**）は効能の科学的検証が進んでいます．

療養に利用される炭酸泉は水1Lに1g以上の二酸化炭素を含む温泉です．

水温40℃を超える熱いお風呂から出た直後の浴水に浸っていた部分の皮膚や，サウナ風呂から出た時の全身の皮膚が赤くなる**紅潮様現象**を経験したヒトは多いでしょう．これは皮膚血管の拡張を示すものです．皮膚への強い熱刺激により血管付近の感覚神経終末から放出されるブラジキニンやCGRPなどの血管拡張性物質の作用や，血管壁を構成する平滑筋，血管周囲細胞自体の温度特性により柔らかさを増し，血管が拡張したと考えられています．ところが，炭酸泉入浴では，中性水温以下でも，浸されていた部分の皮膚に紅潮様現象がみられます．この紅潮様現象は数分間の入浴で生じ，炭酸泉浴の効能を示す重要な指標の1つです．

最近，人工透析にも使用される中空糸膜フィルターを使い，温度調節された水道水と高圧の二酸化炭素から容易に大量の「人工炭酸泉」が作れるようになり，炭酸泉浴の効能を調べる研究が飛躍的に進んでいます．中性水温以下の人工炭酸泉に入浴しても天然の炭酸泉浴時と同様な紅潮様現象がみられるので，これが水中の二酸化炭素の作用であることがわかります．血液中の二酸化炭素が増えると，その部分の血管が拡張することは生理学の教科書にも記載されている通り，古くから知られています（彼末ほか，2017）．浴水中の二酸化炭素が呼気に含まれることを示す実験結果などから，炭酸泉浴による**血管拡張**も浴水から皮膚に浸透した二酸化炭素によるものと考えられています．皮膚血管が拡張すると，温かい血

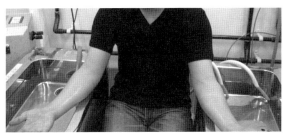

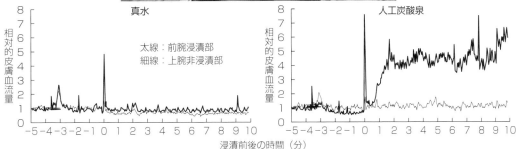

真水

相対的皮膚血流量

太線：前腕浸漬部
細線：上腕非浸漬部

人工炭酸泉

相対的皮膚血流量

浸漬前後の時間（分）

図1-30　人工炭酸泉浸漬部の皮膚にみられる紅潮様現象（上：写真）と血流の増加（下：グラフ）
（著者による測定結果（未発表データ））
時間0で浸漬を開始しています.

液が皮膚に流れ込み皮膚温を上昇させるので，特に水温が低めの炭酸泉浴では温感に関与するかもしれません．実際に中性水温より低い33℃の水道水と人工炭酸泉に左右の腕を同時にそれぞれどちらかの水に浸すと，炭酸泉側の腕に紅潮様現象がみられ，真水側より温かく感じます（**図1-30**）.

　しかし，実は，この温度感覚の差は，皮膚血管の拡張がみられる前に生じるので皮膚血流の影響ではなさそうです．皮膚温度を検知し脳へ伝える神経系の活動を調べた実験結果によると，皮膚組織の二酸化炭素が増加すると温感覚は増強され，冷感覚は抑制されると報告されています．同じ水温でも，二酸化炭素濃度が高い浴槽水の方が，より温かく感じるのです（橋本ほか，2017）.

　皮膚は体温調節上，重要な熱交換の場です．炭酸泉浴では皮膚血管が拡張するので，体温より高い水温では水道水で作ったお風呂に浸かるより速く体温を上昇させます．逆に，体温より低い水温の炭酸泉では，体温を速く低下させます．冬にからだを温めたい時には温かめの炭酸泉，夏に運動後など冷やしたい時にはぬるめの炭酸泉に入浴すると効果的でしょう.

文　献

彼末一之，能勢博編（2017）やさしい生理学 = Easy Approach to Human Physiology 改訂第7版．
　p43，南江堂.
橋本眞明，山本憲志（2017）炭酸泉浴 = 二酸化炭素泉浴の生理機能への作用とメカニズム．人
　工炭酸泉研究会雑誌，7：21-31.

【橋本眞明】

31 入浴に潜むリスクとは

　私たちは，身体的な衛生，ある種の疾患の治療，あるいは精神心理的な健康，レジャーなどさまざなな目的で入浴します．日本では，ほとんどの人が浴槽を使用し，首や胸までの水位で，40℃前後のお湯に浸かっています．入浴時間は，平均20〜30分です．冬においては，浴室の室温は居間などの通常の住環境より低い傾向があります．入浴の目的とは反対に，温熱環境の短時間での変化は，身体的リスクとなる可能性があります．厚生労働省がまとめたデータ（2018）によると，浴室での死亡者数は，2017年に5,673人で，2007年の1.7倍にもなっています（厚生労働省ホームページ）．その92％は65歳以上の高齢者で，多くは冬に発生しています．正しい医学用語ではありませんが，温熱的な負荷による事故が生じていると予想されており，**ヒートショック**という名前で呼ばれています．

　入浴時の死亡原因は，疾病との関連が明らかであるものも，そうでないものもあります．疾病としては，脳出血や脳梗塞，心筋梗塞などの心血管障害が死亡後の解剖やCT撮影（Autopsy imaging：Ai，**死亡後画像診断**）で確認されています．入浴中の溺水として，明確な原因がわからないままのものもあります．

　入浴中の身体的負荷の1つは，心血管系への影響です．入浴中の血圧の上昇や下降，末梢血管抵抗の変化（主に細動脈と呼ばれる毛細血管につながる小さな動脈の血管径変化に起因，第1章9項参照），心拍出量の増加が報告されています．これらの変化は高齢者ほど大きいとされています．首まで浸かるような日本の入浴のスタイルは，**スターリングの心臓の法則**に従って心臓の拍出量が増加します．この法則は，心臓に戻ってくる血液が多いほど，心臓は多くの血液を送りだすという反応です．通常の座位や，立位の状態では，重力の影響を受けて血液は下半身に多く分布しますが，入浴は水圧によって無重力に近くなり，下半身の血液も上半身へと再分布します．

　2つ目は，水温の影響です．お湯の温度を変化させ（32℃，34.5℃，36℃），同じ水位の入浴をすると水温の上昇に伴って末梢血管抵抗が減少することが報告されています．しかし，高齢者では，8分間の入浴（湯温39℃）で血圧が上昇することが報告されています．この理由は，動脈硬化の進行により，十分に末梢血管抵抗が下がらないことだと考えられます．

　3つ目は，特に冬における脱衣や，入浴に伴う急激な温熱環境変化です．つまり入浴による体温上昇です．入浴は，環境とからだの熱のバランスを大きく変化

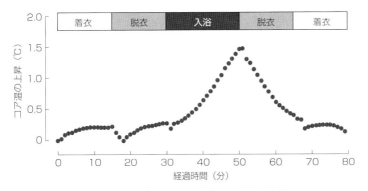

図 1-31　40℃の湯に入浴中のコア温の上昇
（Masuda et al., 2019 より改変）

させます．通常の温度中性域（第1章2項参照）は，気温として27〜31℃です．この状態では，ヒトがつくる熱（安静時では基礎代謝を反映する）と環境への放熱が最もよくバランスが取れており，最小限の体温調節反応（主に皮膚血管を用いた放熱調節）で体温が維持されています．実は，入浴中の環境は，空気に比べて熱伝導率の高い水（空気，0.027 W/mK；水，0.632 W/mK（40℃の水の場合））で約23倍で，**温度中性域**の水温は32℃前後です．日本人の平均的な入浴時の湯温が40℃前後であることを考えると，入浴はからだからの放熱を妨げ，かつ環境から熱が入り続ける強い熱負荷であることがわかります．

　健康成人を実験的に入浴行動をさせた研究があります（Masuda et al., 2019）．15℃の寒冷環境で15分間，裸体で安静にしていると約15 mmHgの平均血圧の上昇が起こります．これは，皮膚血管の収縮に伴う，**末梢血管抵抗**の上昇によると考えられます．しかし，40℃のお湯に入浴すると直ちに約30 mmHgの血圧低下が生じます．皮膚が温かい水に接したことによる，急激な血管拡張による末梢血管抵抗の下降によると考えられます．実際，皮膚血流量は入浴後，直ちに増加します．20 mmHg以上の急激な血圧の変化は，不快感，めまい，失神を引き起こす可能性があります．40℃のお湯に10分以上浸かると，コア温は1℃以上も上昇し（**図1-31**）（Masuda et al., 2019），心拍出量は増加します．皮膚血流量も増加しますが，湯温が体温より高いため放熱できず，汗もからだから蒸発しないので発汗もほとんど役に立ちません．長い入浴は実は身体的な負荷の高い行為です．入浴中のリスクを軽減するためには，①更衣室と入浴室の周囲温度を高く保つ，②入浴前に肌を十分に温める，③熱いお湯（>40℃）に長時間（>10分）浸からない，これが，入浴を身体的ストレスとしない鉄則です．

文　献

厚生労働省ホームページ（2018）Statistics & Other Data　VITAL STATISTICS　https://www.mhlw.go.jp/english/database/db-hw/index.html
Masuda Y, Marui S, Kato I, et al.（2019）Thermal and cardiovascular responses and thermal sensation during hot-water bathing and the influence of room temperature. J Therm Biol, 82: 83-89.

【永島　計】

32 頚髄損傷者と脊髄損傷者の体温調節

　頚髄損傷者/胸腰髄損傷者（以下，ここではそれぞれ**頚損**，**脊損**と表記）には，障害レベルに応じた運動麻痺，感覚障害があります．たとえば頚髄の完全麻痺では，下肢がまったく動かせず，高位（第4頚髄以上）の損傷では上肢も動かせなくなります．移動手段は車いすが多く，日常の活動量は低下し，生活習慣病や心疾患の発症リスクが高まります．この予防のために健常者以上に努めて運動を継続する必要があります．

　深部体温や皮膚温が上昇すると脳の体温調節中枢を介して交感神経下位中枢（第1胸髄～第2腰髄レベルに存在）から**皮膚交感神経活動**を亢進させ皮膚血管拡張と発汗反応が生じます．健常者ではこのような反応が生じるため，気温が28～35℃になっても安静時には深部体温が一定に保たれます（Gulttmann et al., 1958）．しかし，運動などにより代謝が上昇した状態が継続すると，深部体温は上昇します．これは「**うつ熱**」と呼ばれ，通常は熱放散がはたらくため熱射病にならない程度に留まります．

　頚損では末梢の交感神経系が中枢から孤立しているため，全身の交感神経機能が全廃してなくなっています．運動負荷や体温上昇時も，心拍数は副交感神経活動の抑制により100拍/分程度までしか上昇せず，体位変換をした際には麻痺域に血液が貯留すると静脈還流量が低下し，**起立性低血圧**が生じやすくなります．さらに，深部体温上昇に対する発汗/皮膚血管拡張反応も生じません．このため頚損では気温が28～35℃になると，時間経過とともに深部体温が上昇してしまいます（Gulttmann et al., 1958）．

　脊損においては障害レベル以下でその伝導路が寸断されます．第1～6胸髄の障害では頚損と同様に運動時の心拍数上昇が抑制されます．著者らは，脊損と健常者に対して食道温を1.0℃上昇させるまで暑熱負荷を行ったところ，健常者では食道温が0.3℃上昇すると胸部皮膚血管拡張/発汗反応が生じ食道温上昇とともに増加しました．脊損（第4胸髄～第1腰髄レベルの損傷）では，その皮膚領域の交感神経活動が残存するにもかかわらず，体温上昇に伴う上昇は健常者に比べ約50%減少していました（**図1-32**）．さらに，脊損における胸部発汗反応は障害レベルと関係なく，受傷年数（1～24年，平均9年）に比例して多いことが明らかになりました（著者ほか，未発表データ）．

　脊髄障害のアスリートを障害レベル毎に頚損（第5・6～7・8頚髄の高位損傷，

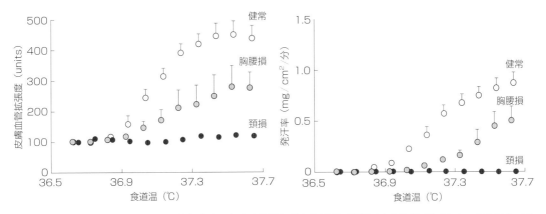

図1-32　脊髄損傷者と健常者の暑熱負荷時における胸部皮膚血管拡張・発汗反応の比較（著者ほか，未発表データ）
平均値±標準誤差．健常者7名（白色），頚髄損傷者（頚損：6名，黒色），胸腰髄損傷者（胸腰損：8名，灰色）．

平均最高酸素摂取量（$\dot{V}O_2$peak：1.26 L／分）），高位脊損（第1～6胸髄，1.70 L／分），下位脊損（第7胸髄以下，2.15 L／分）に分け，室温32℃，相対湿度50%，自由飲水下で60分間の車いすエルゴメータ運動（最高酸素摂取量の60%の強度，60% $\dot{V}O_2$peak）を行うと，運動終了時の外耳道温上昇は，頚損2.1℃，高位脊損1.1℃，下位脊損1.4℃で，頚損では運動中の産熱量が一番低かったにもかかわらず，蓄熱量は他群と比較して高くなりました（Price et al., 2003）．暑熱環境下において，特に頚損は，安静でも運動時でも「うつ熱」を起こしやすいと言えます．

　頚損，脊損に対する暑さ対策は，各々の障害レベルに応じて個別に対応する必要があります．太陽や地面からの輻射熱を遮断し，扇風機やファンを用いて対流をつくると効率よく熱放散を促すことができます．実用的な体外冷却方法の開発が望まれますが，皮膚表面を急激に冷やすと一過性に深部体温が上昇することがあるため注意が必要です．また送風については気温や相対湿度を考慮し，多湿の場合には，気温がヒトの平均皮膚温（33～35℃）を超える時は避けるべきです．

文　献

Gulttmann L , Silver J, Wyndham CH（1958）Thermoregulation in spinal man. J Physiol, 142: 406－419.

Price MJ and Campbell IG（2003）Effects of spinal cord lesion level upon thermoregulation during exercise in the heat. Med Sci Sports Exerc, 35: 1100-1107.

【上條義一郎】

33 熱中症になぜなってしまうのか

　熱中症は，**熱失神・運動誘発性筋痙攣**（熱痙攣）**・熱疲労・熱射病**の総称です（Casa et al., 2015）．それぞれ発症の「メカニズム」は異なるものの，暑い環境に曝されることによって引き起こされる持続的な脱水や高体温が主因となって発症する点が共通しています．

　熱失神は一過性の脳虚血により引き起こされます．これは熱の放散を促すことの代償として血圧が低下（末梢血管の拡張）したり，発汗に伴う脱水によって血漿量が減少したりすることが原因となって起こります．

　運動誘発性筋痙攣（熱痙攣）は，発汗によって失われた水分や電解質が十分に補給されないとリスクが高くなると言われています．自分の意思に反して筋が収縮し強い痛みを伴います．近年では水分や電解質の影響だけでなく，疲労や神経筋コントロールの不全が，筋痙攣に関係していると示唆されています．つまり，水分補給や電解質の摂取だけでなく，筋の機能や筋疲労からの回復を最適化することも運動誘発性筋痙攣の予防には重要なのです．

　熱疲労は，循環器系能力の限界によって暑熱環境下での体温調整や運動が継続できない状態と言えます．その症状には全身の倦怠感や，高体温，心拍数の増加，低血圧，脱水などがみられます．症状が比較的軽度の初期に，運動の中断やからだの冷却を行い，体温の補正と循環器系機能の回復を促すことができれば，多くの熱中症は重症化することはありません．しかし，学校やスポーツ，労働現場などで集団活動をしている時や，何らかの明確なゴールを達成しなければいけないような環境では，しばしば熱疲労の症状を見過ごしたり，自己判断で活動を中断することができない場合があります．そのような環境で暑熱ストレスに曝されながら活動を継続してしまうと，熱のバランス（体温調節）が崩れて持続的な高体温が続いてしまい，熱中症の中でも最も重篤な熱射病に至ることがあります．

　実は，熱射病と熱疲労の間には大きな違いが2点あります．熱射病では，①深部体温が40.5度以上であることに加え，②何らかの中枢神経系の異常（意識消失，見当識障害，異常な言動，ヒステリー，暴力的な行動など）がみられます．熱射病は命にかかわる重篤な状態であるため，アイスバス（氷風呂）や全身を冷水で濡らすような積極的な冷却が必要となりますが，そのような事態に至ることがないよう熱中症の発症「メカニズム」を正しく理解し，発症のリスクを高める要因を1つでも多く減らす努力が重要となります．

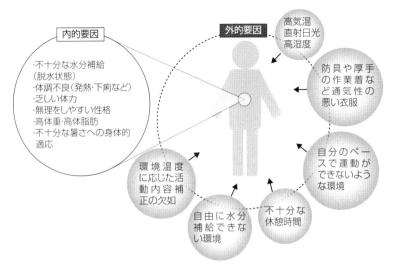

内的要因
・不十分な水分補給
　（脱水状態）
・体調不良（発熱・下痢など）
・乏しい体力
・無理をしやすい性格
・高体重・高体脂肪
・不十分な暑さへの身体的
　適応

外的要因

高気温
直射日光
高湿度

防具や厚手
の作業着な
ど通気性の
悪い衣服

自分のペー
スで運動が
できないよう
な環境

不十分な
休憩時間

自由に水分
補給できな
い環境

環境温度
に応じた活
動内容補
正の欠如

図1-33　代表的な熱中症のリスク要因

　代表的な熱中症のリスク要因（**図1-33**）をみると，リスク要因には環境に依存する外的要因と，個人の特徴に依存する内的要因が存在することがわかります．また，リスク要因は主に，①熱取得を促すもの，②熱放散を妨げるもの，③脱水を促すもの，④低い基礎体力につながるもの，⑤自身の身を守るための行動を妨げるものに分類することができ，これらのリスクの数が多くなるほど，熱中症になるリスクは高い傾向になるのです．

　最後に，運動時に起こる熱中症を労作性熱中症と呼ぶのに対して，安静時での熱中症を非労作性（または古典的）熱中症と呼ぶことがあります（Epstein et al., 2019）．実は，この非労作性熱中症は，基礎疾患や虚弱体質，薬剤の影響により体温調節機能の低下がみられるお年寄りに多く，労作性熱中症のような代謝による熱産生の関与は比較的少ない特徴があります．そのため非労作性熱中症の予防には，空調などを用いて生活空間を快適にしたり，基礎体力をできるだけ落とさないようにしたりする日常の工夫が予防手段となります．

文　献
Casa DJ, DeMartini JK, Bergeron MF, et al.（2015）National Athletic Trainers' Association position statement: exertional heat illnesses. J Athl Train, 50: 986-1000.
Epstein Y, Yanovich R（2019）Heatstroke. N Engl J Med, 380: 2449-2459.

【細川由梨】

34　熱中症の予防方法

　熱中症は未然に対策を講じることで発症しなくてすむか，発症したとしても重症化を防ぎ，死に至る可能性を限りなくゼロにすることができます．しかし，この対策だけを行えば大丈夫という画一的なものはなく，個人の特性や状況などに合わせた予防手段となります．たとえば，暑さ指数（WBGT：Wet Bulb Globe Temperature）が高い時は「激しい運動を控える」という対策は，スポーツをする子どもから屋外で活動してはたらく大人まであてはまりますが，そもそも激しい運動を行わない在宅の高齢者にとっては，**暑さ指数**が高くなくとも夏には空調の効いた部屋で過ごすことが求められます．一方で暑さ指数が安全域とされる状況においても，激しいトレーニングを行う場合には，熱中症が引き起こされることが稀ではないことが報告されています（King et al., 2019）．このように状況に応じて予防手段は異なるため，日本体育協会，日本生気象学会，そして厚生労働省からのガイドラインなどを参照していただきたいと思います．ここでは予防手段として近年研究が進んでいる2つの取り組みについて紹介します．

　1つ目は，**暑熱耐性テスト**という方法です．個人によって季節の好みがあったり，「暑さに弱い」や「寒さに弱い」などと自覚する場合があります．それらはあくまで主観的な感覚で，夏または冬に温熱的不快感を強く感じたり，体調を崩しやすいといった経験に基づきます．暑熱耐性テストは暑さの方に特化した方法ですが，客観的に暑さに対するからだの強さを測ります．「からだの強さ」とは，暑熱負荷に対して深部体温を上昇させないようにどれだけ保てるかを評価します．具体的には，40℃近い室温の中で1～2時間の運動を行い，深部体温が基準値（39～40℃）に達する時間を測ります．暑さに弱いと評価されるヒトはその時間が短く，暑さに強いと評価されるヒトはその時間が長くなります．古くから行われているシンプルな方法であり，暑熱下トレーニングを一定期間行った後にどれだけ暑熱順化の効果があったかを評価する際にも用いられます．この暑熱耐性テストの結果が，熱中症の発症とどのような関連があるのか，軍事訓練のコホート研究があります（Schermann et al., 2018）．WBGTは米海兵隊の軍事訓練データをもとに作成されたように，軍事訓練中の熱中症は古くから研究対象となっていましたが，最近では暑熱耐性テストとの関連性が調べられています．しかし，訓練中に繰り返し熱中症になりやすいヒトは，暑熱耐性テストで「弱い」と判定されたヒトと「強い」と判定されたヒトの両方を含んでいました．したがって，

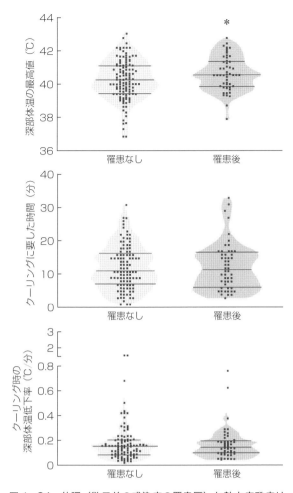

図1-34　体調（数日前の感染症の罹患歴）と熱中症発症リスクの関係（King et al., 2019 より改変）
訓練中に熱中症を発症した時の深部体温の最高値（上），クーリングによって深部体温を正常値に戻すのに要した時間（中），およびクーリングによる深部体温の低下率（下）を，発症前に感染症などに罹患していなかったグループ（罹患なし）と罹患していたグループ（罹患後）で比較しています．*罹患なし群と罹患後群の有意差（P<0.05）があり，深部体温の最高値のみグループ間に有意差がみられ，罹患後の方が高くなっていました．

予防手段として暑熱耐性テストを用いるには，テスト方法の見直しが求められています．

　2つ目も軍事訓練のコホート研究になりますが，「体調」の判断から予防する方法です．感染症や風邪などの**罹患後**数日経った状況で熱中症になったグループと，罹患なく熱中症になったグループを比較しています（King et al., 2019）．熱中症発症時の深部体温は罹患後のグループの方がやや高くなっていたものの（**図1-34上**），発症時にクーリング（身体冷却）を行った時の深部体温の反応はグループ間で差はなく，罹患による体温調節機能の変化は起きていないと考えられます．熱中症発症の原因の1つに当日の体調不良があげられますが，この研究からははっきりとした関係性は認められていないので，実は体調が万全であっても熱中症になる可能性があることの方を強調して啓発すべきかもしれません．

文　献

King MA, Ward M, Mayer TA, et al.（2019）Influence of prior illness on exertional heat stroke presentation and outcome. PLoS One, 14: e0221329.
Schermann H, Heled Y, Fleischmann C, et al.（2018）The validity of the heat tolerance test in prediction of recurrent exertional heat illness events. J Sci Med Sport, 21: 549-552.

【時澤　健】

35 冷え症のメカニズムとは

　多くのヒトが温熱的に苦痛を感じない室温でもからだの末梢部に強い冷感を自覚する症状が**冷え症**（または**冷え性**）です．男性より女性に多くみられます．冷え症は四肢末梢部の強い冷感から生じる苦痛だけでなく，不眠，肩こり，便秘などの症状を伴います．さらに，冷え症の若年女性は月経異常の傾向が高いことや，冷え症の妊婦では微弱陣痛，遷延分娩などの異常分娩が生じやすいことも報告されているのです．

　冷え症のヒトの安静時の深部体温はそうでないヒトと差がなく正常範囲内にあるので，深部体温の低下とともにさまざまな支障を生じる低体温症とは異なります．**図1-35**には，冷え症の主な生理的特徴を皮膚冷却刺激の情報の伝達経路（神経）とともに示しています．その生理的特徴の1つとして，安静時代謝が低く，寒冷曝露時の**代謝量**の増加も少なくて熱産生能の低いことがあげられます．代謝が低いのは甲状腺ホルモン分泌が悪いことなどと関係しています．つまり，熱産生能の低い冷え症のヒトは，深部体温を維持するために，常温環境下であっても四肢末梢部の皮膚血管をより強く収縮して熱放散を抑制する必要があるために，手足が冷えやすいわけです．さらに，強い**皮膚血管収縮**の原因は，交感神経の神経伝達物質であるノルアドレナリンに対するアドレナリン受容体の感受性が高いためで，この受容体の感受性の違いは四肢の末梢部でより強い血管収縮反応が生じるという部位差の原因にもなっているのです（Yamazaki, 2015）．

　皮膚への冷却刺激は，感覚神経末端部の皮膚**冷受容器**で受容され，その情報は求心性に脊髄，そして視床を経由して大脳皮質へ伝達されて冷覚を生じます．皮膚の冷受容器には，TRPM8（メラスタチン8）チャネルと呼ばれる陽イオンチャネルが発現していて，冷却刺激やメントールによって受容器電位を発生します．冷え症でないヒトであれば下肢の皮膚へのメントール投与に対して冷覚感受性の亢進が起こりますが，冷え症のヒトではそれが起こり難いため，冷受容器機能に脱感作が生じていると考えられます（Yamazaki et al., 2017）．四肢末梢部が冷えていることの多い冷え症では，その不快感を低減させるために冷受容器レベルで順応が生じている可能性があります．

　冷え症の高い冷覚感受性は，皮膚を冷却している間の脳活動の違いとなって表出します．全身を冷却している間に脳波を記録してみると，冷え症のヒトではそうでないヒトと比べて，8〜10 Hzの脳波（低周波数 α 波）が少なく，他方13〜

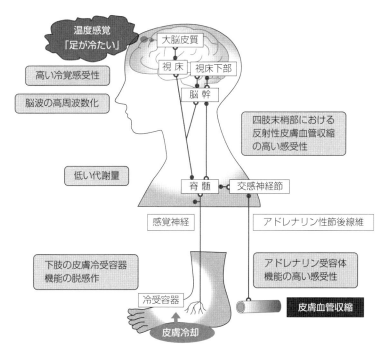

温度感覚
「足が冷たい」

高い冷覚感受性

脳波の高周波数化

大脳皮質

視床　視床下部

脳幹

四肢末梢部における
反射性皮膚血管収縮
の高い感受性

低い代謝量

脊髄　交感神経節

感覚神経

アドレナリン性節後線維

下肢の皮膚冷受容器
機能の脱感作

アドレナリン受容体
機能の高い感受性

冷受容器

皮膚冷却

皮膚血管収縮

図1-35　冷覚と皮膚血管収縮の情報伝達経路と冷え症の主な生理的特徴

30Hzの脳波（β波）が多く，脳活動がより亢進されることが示されています．このような脳活動特性もまた，冷え症の生理的特徴を表していると考えられます．

文　献

Yamazaki F（2015）The cutaneous vasoconstrictor response in lower extremities during whole-body and local skin cooling in young women with a cold constitution. J Physiol Sci, 65: 397–405.

Yamazaki F, Sone R（2017）Desensitization of menthol-activated cold receptors in lower extremities during local cooling in young women with a cold constitution. J Physiol Sci, 67: 331–337.

【山崎文夫】

36 低体温症になぜなってしまうのか

　熱中症など暑熱による健康被害が近年注目されがちですが，厚生労働省の人口動態統計によると，「自然の過度の低温への曝露」による死者数は，2010年以降1,000人を超える年が多くなっています．これは猛暑の年を除き，熱中症による死者数を上回ります．暖冬などで死者数が減ることもありますが，熱中症と比べると気温による影響は小さく，数十年のスパンでみると増加傾向にあります．死者の大半が高齢者であり，高齢化の影響が大きくかかわっているようです．特定の場所としては家が3割を占めますが，「その他の明示された場所」として屋外の割合も多く，アウトドア活動が想定されます．数は限られますが，遭難など不慮の事故の後に幸運にも命が救われた報告をみると，深部体温は15〜25℃まで下がっています．仮死状態で救出されても，後遺症なく回復するケースもあり，低体温への耐性は冬眠と同様に未知な部分が多く残されています．凍死の原因としては，そもそもの寒冷環境がありますが，原疾患の悪化，低栄養，酩酊などがあげられます．また医学的に低体温とは深部体温が35℃を下回る状態であり，腋下や口腔で測定した基礎体温が低いことを指して言われる低体温とは異なります．基礎体温が低い場合，食道や直腸で侵襲的に測定してみると36℃以上になる場合がほとんどです．

　麻酔（全身，硬膜外，脊椎）を行うと深部体温が低下することは昔から知られていたものの，その「メカニズム」は，Sessler（2016）の研究によって比較的最近になってわかってきました．典型的な深部体温の変化として，麻酔導入から30分で−1℃の急激な低下があり（第一相），その後2時間くらいでさらに−2℃（第二相），その後はプラトー（一定に）（第三相）に34.5℃付近で維持されます．第一相では，麻酔によって末梢の血管拡張が生じるため，深部の熱が末梢へ移動することで体温低下が起こります．この時通常であれば，代謝による熱産生やふるえの反応が起きて深部体温を戻そうとするはずです．しかしそのような反応が起きないことから，各反応の**閾値**が下がっているものと考えられます．**図1-36**はその閾値の変容を示したもので，通常の覚醒時（上図）には，深部体温が37℃付近ゼロコンマ数℃で維持されるよう各調節反応が次々と動員されます．それが全身麻酔時（下図）には**調節レンジ**が広がり，それに伴って各調節反応の動員されるポイントが低い方と高い方へ移動します．したがって，もし深部体温が34.5℃よりも下がることがあれば，血管収縮，代謝による熱産生，そしてふるえ

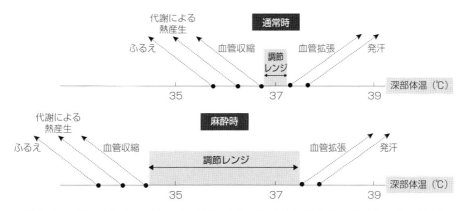

図1-36　麻酔によって低体温になった場合の深部体温の調節レンジの変化 (Sessler, 2016)

と動員され，それ以上は下がらないように調節されます．第二相はその調節レンジが広がる過程で，第三相は安定した状態になったと考えられます．

　以上のように麻酔による低体温は能動的に調節された現象であり，いわゆる変温とは異なります．Sesslerによって現象はうまく説明されたものの，どのようにその現象が起きるのかは，麻酔がどのように無意識を生み出すのかと同様に推測の域を出ません．唯一の手がかりは，麻酔が末梢の温度センサー（TRPV1）を直接抑制するという報告であり（Cornettet al., 2008），末梢から中枢への温度情報の入力が弱まる可能性が指摘されています（Caterina, 2007）．

文　献

Caterina MJ（2007）Transient receptor potential ion channels as participants in thermosensation and thermoregulation. Am J Physiol Regul Integr Comp Physiol, 292: R64-R76.
Cornett PM, Matta JA, Ahern GP（2008）General anesthetics sensitize the capsaicin receptor transient receptor potential V1. Mol Pharmacol, 74: 1261-1268.
Sessler DI（2016）Perioperative thermoregulation and heat balance. Lancet, 387: 2655-2664.

【時澤　健】

37 医学治療としての「低体温」とは

　医学治療の1つとして，人為的に低体温を維持する方法があります．手術時の脳神経や心臓などの臓器保護を目的としたもの，病院外で生じた心停止や頭部外傷によって生じる脳障害の予防のためのものに大きく分類されます．

心臓血管手術時の脳神経保護法としての低体温

　左心室からからだに向かう大動脈の疾患（大動脈瘤や大動脈解離など）では，脳への血流をいったん遮断したうえで，人工血管に置き換える手術が必要となる時があります．この際，体温を18～25℃までの超低体温にする方法があります（Taggart et al., 2001）．**超低体温**では心臓は拍動を停止してしまうので，麻酔下に人工心肺（心臓と肺の代わりをする装置：**図1-37**参照）を用います．極度の低体温では人工心肺を使用する必要がない場合もあります．20℃に体温を保つと，脳の代謝は通常の37℃での体温の24％まで低下し，30分以内の脳への循環停止が可能になります．心臓手術においても脳や心臓の臓器保護を目的に低体温が用いられることがあります．いずれの場合も，低温を維持する時間は短時間で，手術が終われば直ちに復温させることが必要です．

脳外傷後の障害予防のための低体温

　重症の頭部外傷の60％は植物状態（循環や呼吸などの基本的な生命活動は維持されているが，会話や運動などの高次脳機能が大きく障害を受けている状態）や介助を必要とする後遺症が生じると報告されています．受傷時の脳ダメージと同時に，炎症や脳循環の悪化に伴う腫れ（浮腫）による二次的なダメージの影響が大きいと考えられています．頭部外傷後に，冷却した輸液と体表冷却によって，32～35℃の軽度低体温を数日維持する方法があります（低体温療法；induced hypothermia）．しかし，実験動物を用いた基礎研究の結果とは異なり，治療効果が少ないと結論づける報告が最近多くなされています（Cooper et al., 2018）．

病院外での心停止後の脳神経保護法としての低体温

　病院外においての致死性不整脈による心停止，心拍再開後（多くの例で心室細動に対してのAED＝自動体外式除細動器使用による）の昏睡に対して低体温が導入されます．この場合は，**低体温療法**ではなく，**体温管理療法**（targeted temperature management）と呼ばれます．体温管理療法では32～36℃の軽度低体温を発症後24時間程度維持することにより，脳障害を軽減することが報告されています（American Heart Association, 2015）．

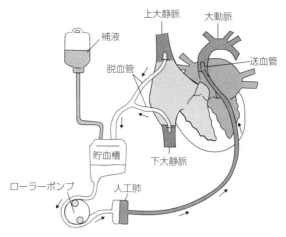

図1-37 人工心肺の模式図

　低体温療法ではさまざまな副作用が生じます．体液の水・電解質バランスの変
化，血糖値の異常，血液凝固能の変化，特に大きな問題として免疫能の低下に伴
う感染症，血圧の低下や不整脈が生じやすくなるため積極的な管理が必要になり
ます．低体温誘導による**人工冬眠**による宇宙旅行なども語られてはいますが，臨
床のデータからは，長期的な低体温は副作用のリスクを増大させ，復温しても元
のように戻れる保証は今のところなさそうです．

文　献

American Heart Association（2015）GUIDELINES2015 CPR & ECC. https://eccguidelines.
　heart.org/wp-content/uploads/2015/10/2015-AHA-Guidelines-Highlights-English.pdf
Cooper DJ, Nichol AD, Bailey M, et al.（2018）Effect of Early Sustained Prophylactic
　Hypothermia on Neurologic Outcomes Among Patients With Severe Traumatic Brain Injury:
　The POLAR Randomized Clinical Trial. JAMA, 320: 2211-2220
Taggart DP, Westaby S（2001）Neurological and cognitive disorders after coronary artery bypass
　grafting. Curr Opin Cardiol, 16: 271-276.

【永島　計】

38 炎症性疾患・感染症と体温

　多くの病気に共通する体温にかかわる症状の1つは発熱でしょう．これは，自宅でからだの調子が悪い時や，病院の初診外来でまず行われることの1つが体温の計測であることからも明らかでしょう．**発熱**の定義は実は曖昧なのですが，一般的に平熱より1℃以上高い温度とされています．一般的には，感染症や炎症性の病気があると，体温の設定温度が上昇し，これが発熱の基本となる「メカニズム」であると考えられています．

　体温は熱の産生と放散のバランスによって決定されると述べました（第1章1項）．また，このバランスを調節し，一定の温度（設定温度）に維持するのが体温調節であるとも述べました．運動時においても体温は上昇することが多くありますが，発熱時による体温上昇とは大きく異なります．発熱時の**産熱量**は増加します．この点では運動と同じですが，熱放散は抑制されています．行動性体温調節に関しても同様で，寒さを感じ，厚着をしたり布団をかぶったりする．体温が上昇し，定常状態になる．その温度が**セットポイント体温**であり，からだにおける熱の産生と放散のバランスがとれている状態です．

　発熱は熱の産生を増やすため，多くのエネルギーを消費します．このことは，病気と闘うという観点からは不利にはたらく可能性があります．実際，発熱が長く続くと消耗し，食欲の低下もあいまって体重が減少します．また重症な発熱を伴う病気では，からだのタンパクの分解が進む場合も多く，二次的に貧血などがみられることもあります．

　発熱の意義はいくつかの疫学的な研究から証明されています．1℃以上の体温の上昇は感染による生存率を上昇させ，かつ感染からの回復に寄与すると考えられています．逆に，インフルエンザ感染時の解熱剤の利用は人類全体の致死率を5％上げ，集中治療室での重症患者の症状の増悪にかかわると報告されています．このような発熱の重要性が主張される一方，**敗血症**を起こした患者には，逆に低体温を維持する方が良いとする報告もあります．40年も前に報告されたクルーガー博士の論文では，バクテリアに感染したイグアナは，行動性の調節（暑熱環境の選択）により2℃の体温上昇を得ることによって，75％も生存率を上昇することができるという画期的な実験結果を示しています（Kluger, 1979）．

　免疫反応は，病原菌やウイルスなどが，からだに侵入して数時間に起こる自然免疫と，その後に起こる獲得免疫に大きく分類されます．**自然免疫**は異物として

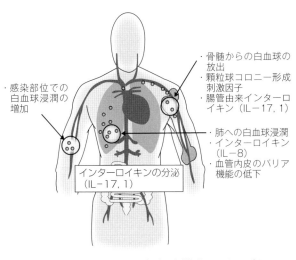

・感染部位での
白血球浸潤の
増加

・骨髄からの白血球の
放出
・顆粒球コロニー形成
刺激因子
・腸管由来インターロ
イキン（IL−17，1）

・肺への白血球浸潤
・インターロイキン
（IL−8）
・血管内皮のバリア
機能の低下

インターロイキンの分泌
（IL−17，1）

図 1−38　高体温による免疫の活性化のメカニズム
（Evans et al., 2015 より改変）

の病原菌を非特異的に破壊する反応であり，体内での感染の拡大を最小限に止める役割があります．一方，**獲得免疫**は病原菌やウイルスに特異的に反応し，最終的にはからだから完全に排除する役割を持ちます．いずれも高温の環境で，これらの免疫反応は促進することが明らかにされています．たとえば，自然免疫で重要な，白血球の遊走能（感染した場所に白血球が移動すること）は高体温環境で高まること，骨髄での幹細胞の数や分化を高めることが明らかにされています（**図1−38**）．しかし，これらの反応が，前述した発熱や解熱剤使用による疫学的研究の結果にどれほど寄与しているかは明らかではない部分が大きいのです．

　発熱の「しくみ」は，分子レベルから詳細に解析されています．細菌やウイルスは生体にはない物質や生物（**外因性発熱物質**）として作用します．大腸菌の細胞壁成分であるリポポリサッカライド（**LPS**）は，強力な発熱物質です．よく話題になる病原性大腸菌のO157のOは，このLPSの一成分の特徴を示しています．外因性発熱物質は，細胞に**サイトカイン**という免疫物質をつくらせます．このうち，発熱反応にかかわるものを内因性発熱物質と呼びます．サイトカインは，脳に達し，脳の血管の内皮細胞（血管の内腔を覆う一層の細胞層）から，**プロスタグランジンE_2**（PGE_2）という最終的に体温を上げる物質をつくらせます．PGE_2は，**シクロオキシゲナーゼ**（COX）という酵素によってつくられます．私たちの服用している解熱剤の多く，アスピリン，インドメサシン，ステロイドなどは，これらの過程を抑制して発熱や炎症を防ぎます．特にインドメサシンは，COXに特異的に結合し，その作用を抑制して発熱を抑える薬として知られています．

文　献

Kluger MJ（1979）Phylogeny of fever. Fed Proc, 38: 30-34.
Evans SS, Repasky EA, Fisher DT（2015）Fever and the thermal regulation of immunity: the immune system feels the heat. Nat Rev Immunol, 15: 335-349.

【永島　計】

39 暑熱順化とは～暑さへの馴れ～

　経験的に感じることもあると思いますが，ヒトは暑さに馴れることができます．熱帯地域の国の人間は，暑さに対して比較的強い耐性を持つことが知られています．この暑さへの順応を，**暑熱順化**と言います．暑熱順化には，主に1〜2週間の暑熱下での運動トレーニングによって獲得される短期的暑熱順化（heat acclimation）と，暑熱環境で生活することで数カ月〜数年で得られる長期的暑熱順化（heat acclimatization）に大きく分類されています．

短期的暑熱順化（heat acclimation）

　短期的暑熱順化獲得のためのトレーニング（暑いところで運動を行う）をはじめてから5日ほどで，①発汗の改善，②皮膚血管運動の改善，③血漿量の増加，④温熱感の改善という大別して4つの変化が起こることが報告されています．同時に，安静時および運動中の深部体温の低下や上昇抑制が起こると考えられています（Périard et al., 2015）（**図1-39**）．

①発汗の改善

　発汗は量，タイミング，イオン濃度の3点で変化が起こります．まず，発汗量に関しては，短期的暑熱順化すると，かける汗の量が増加します．特に熱放散に有利な四肢（腕や脚）において発汗量が増えるという報告もあります．発汗のタイミングは**発汗閾値**と呼ばれる深部体温が，個々で設定されていると考えられています．短期的暑熱順化が起こると，この発汗閾値が下がります．つまり，深部体温が上がったらすぐに汗をかくように身体から指令が出されるようになるのです．イオン濃度の変化とは，主にナトリウムイオン（Na^+）濃度の変化です．短期的暑熱順化により汗で失われるNa^+の量が低下します．汗腺で電解質を再吸収する能力が向上することがわかっています．

②皮膚血管運動の改善

　皮膚血管運動の変化も，その拡張の深部体温閾値の低下があげられます．発汗閾値と同様に，皮膚血管運動に関しても，閾値が低下することで，深部体温が上がり始める前に皮膚における熱放散を促進することができます．

③血漿量の増加

　血漿量の増加は心臓に戻ってくる静脈血の量（静脈還流量）の増加に役立ちます．静脈還流量の増加は1回心拍出量を増加させ，運動中の心拍数を低下させます．

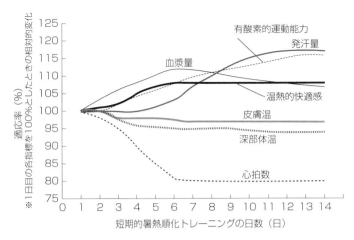

図1-39 短期的暑熱順化による各生理学的指標の変化
(Périard et al., 2015 より改変)

④温熱感の改善

　深部体温に関係なく，暑さによる不快感が低下すると言われています．培養細胞での研究では，暑さを感じるためのチャネル（transient receptor potential vanilloid 1：TRPV1）が少なくなるなどの報告があります．

短期的暑熱順化の方法

　短期的暑熱順化にはさまざまな方法がありますが，一般的には暑熱環境下で継続的に運動を行い，深部体温を1℃以上上昇させることが重要だと考えられています．涼しいところで運動するだけ，もしくは暑い場所で安静にしているだけでは暑熱順化の効果はあまり得られません．具体的には60～100分前後の中強度運動（最大の50～60％程度の負荷）を4～5日間継続して行っていると変化が現れます．3日以上間を空けてしまうと暑熱順化の効果が得られにくくなってしまいます（Daanen et al., 2018）．

長期的暑熱順化（heat acclimatization）

　長期的暑熱順化するためには，長期間に熱帯地域などの暑熱環境で生活することが必要であると言われていますが，実際にどれくらいから適応が起こるのかはまだわかっていません．熱帯地域に長期間住んでいる民族には次のような特徴があげられます．①基礎代謝が低い，②体重あたりの体表面積が大きい（四肢が長くやせ型の体型が多い）③能動汗腺数が多い，④発汗閾値が高く，発汗量が少ない．

　興味深いことは，短期的暑熱順化における生理学的な適応と反応が異なるということです．たとえば，短期的暑熱順化では発汗閾値の低下や発汗量の増加が起こりますが，長期的暑熱順化しているヒトでは，逆に発汗量は低下する傾向にあります．これらのことから長期的な暑熱順化は短期的な暑熱順化の延長線上にあるのか不明なところです．

文　献

Daanen HAM, Racinais S, Périard JD（2018）Heat Acclimation Decay and Re-Induction: A Systematic Review and Meta-Analysis. Sports Med, 48: 409-430.

Périard JD, Racinais S, Sawka MN（2015）Adaptations and mechanisms of human heat acclimation: Applications for competitive athletes and sports. Scand J Med Sci Sports, 25: S20-S38.

【増田雄太】

40 宇宙では体温調節はどうなるのか

　宇宙環境は重力の低下，これに伴う環境中の空気密度の低下が生じます．基本的には適切な居住環境の創出（空気の供給，与圧，温湿度管理）によって地球環境に近づけてはいるものの，いくつかの問題点は残ります．宇宙空間や惑星上での作業は，私たちが通常行う体温調節がほぼ無効な状況になるため，さまざまな工夫が必要となります．また，テレビの画面からは快適にみえる宇宙ステーションの滞在も体温調節の観点からは，いくつかの問題を抱えています．特に，微小重力は，温められた空気の対流を低下させ（気体が温められても拡散し難い），気化した空気の拡散を抑制し（汗をかいて蒸発はするが，その気体がからだの周りにとどまる），物理的に熱の放散効率を低下させる原因になります．特に，エネルギーの80％が最終的に熱に変わる運動中は大きな問題になります．宇宙空間の滞在は，環境因子のみならず大きく体温調節反応そのものを変えることが，地球に帰還後の宇宙飛行士を対象にした研究や，地上での微小重力を模した研究からも明らかになっています．地上における無重力の影響を調べるには，頭を水平から6°下に向けて臥床して日常生活をおくる（トイレ等は座位で行う），ヘッドダウンチルト（**head-down tilt**）と呼ばれる方法で研究されています（**図1-40**）．この6°頭方向での傾斜により微小重力での血液分布をシミュレーションできるとされています．さらに，最近の研究では，長期の宇宙滞在に伴う問題点が指摘されています．

　宇宙における，コア温の上昇が報告されています．Gundelら（1993）が行った8〜16日の宇宙滞在中の連続測定により，コア温が漸増することが報告されています．しかし，その上昇の程度は小さく0.1℃前後であり，地球上に帰還後10日程度で元の値に戻ります．より長期の宇宙滞在での測定では，安静時のコア温の上昇は，宇宙滞在後数カ月ではじめて，定常状態に達する現象であることが示されています．

　宇宙滞在中は，**微小重力**による筋肉や骨の萎縮，心血管系の応答の減弱などを防ぐため，定期的に静的（筋トレのような運動）あるいは動的（ランニングのような運動）運動が必要とされます．このような滞在中の運動後，40℃を超えるようなコア温の上昇を示す宇宙飛行士の報告がなされています．この運動の仕事量は，宇宙飛行士が宇宙滞在に備えて行う運動トレーニングより小さいにもかかわらずです．さらに，地上での運動トレーニング中に測定された体温の上昇は，宇

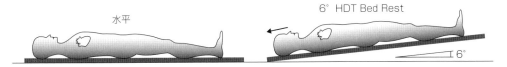

図1-40　ヘッドダウンチルト（6° head-down tilt：HDT）の様子

宙での上昇に比べて少ないのです．宇宙では，運動による熱負荷に対しての放熱反応の遅れ，および減弱が示唆されます．このような変化は，地球に帰還後も認められるため，体温調節にかかわる環境因子による変化ではなく，からだの応答の変化であることがわかります（Fortney et al., 1998）．地球帰還後の体温調節の回復は，非常にゆっくりとしか進まないことも示されています．先に述べたように，宇宙空間では微小重力の影響で，対流および蒸発による熱放散の低下がみられます．この熱放散の低下を代償して体温を維持するためには，皮膚血流量の増加が必要になります．また，体温調節反応を発汗から皮膚血流調節に依存するという大きな変化が生じると考えられます．

　宇宙滞在に伴う生理学的な体温調節反応の変化とともに，炎症反応が生じ，体温が上昇することも報告されています．宇宙での滞在中の飛行士たちの炎症反応にかかわる物質の1つである**インターロイキンレセプターアンタゴニスト**（IL-1ra）を測定すると，滞在開始後15，30，60，120，および180日で大幅に増加していき，これはコア温の上昇と一致していました（Stahn et al., 2017）．この原因として，宇宙滞在自体の影響，高強度の運動，放射線被曝に関連している可能性が考えられています．また，免疫反応以外の要因として，心理的ストレスによる影響も示唆されています（第1章22項参照）．

文　献

Fortney SM, Mikhaylov V, Lee SM, et al.（1998）Body temperature and thermoregulation during submaximal exercise after 115-day spaceflight. AAviat Space Environ Med, 69, 137-141.

Gundel A, Nalishiti V, Reucher E, et al.（1993）Sleep and circadian rhythm during a short space mission. Clin Investig, 71: 718-724.

Stahn AC, Werner A, Opatz O, et al.（2017）Increased core body temperature in astronauts during long-duration space missions. Sci Rep, 7: 16180.

【永島　計】

41 空調と体温の関係学

　現代の**オフィス**では，人間が快適に健康的にはたらくために，換気や冷暖房が使われています．これらを総称して空気調和，略して空調と言います．通常のオフィスでは深部体温が大きく変化することはありませんが，皮膚温や皮膚からの蒸散は，室温が高いか，低いかという状態で変わります．冷暖房は体温調節と大きな関係があります．冷暖房・空調に使用されるエネルギー消費量を削減することは大変重要ですが，我慢の省エネを強いると**知的生産性**が低下します．実は，単位面積当たりの人件費はエネルギー費用の約100倍と大きいのです．

　空気温度や湿度等の環境条件を制御できる人工気候室内で，室温を25.5℃，**28℃**，33℃に設定し，被験者に1.5時間滞在してもらい，さまざまな作業をしてもらいましたが，作業成績に関しては，室温による差が認められませんでした．環境が悪くても被験者は頑張ったと言えます．一方で，疲労感に関しては差が認められました．特に，33℃の暑い室温では「イライラする」などの精神的な疲労の指標を訴える率が高くなりました．また，脳内酸素消費量も増大することが確認されています．さらに，約6時間の実験を行いました．室温を25℃，28℃とし，スーツ着用の条件に加え，28℃ではクールビズ条件も設定しました．室内が暑く不快な場合，長い時間そこではたらくと疲労が重なり作業効率が低下することがわかりました．普通のスーツ着用で28℃の条件が最も作業効率が低下していたのです（Tanabe et al., 2015）．

　実際のオフィス環境でも同じようなことが観測されています．コールセンターにおいて，四季を通じ，累計13,169人分のコールデータを対象として行った現場実測では，平均室温が1℃上昇した時に，作業効率は1.9％低下しました（**図1－41**）．もし，暑くて3℃室温が上昇すると約6％の低下になります．一見，小さな数字のようにみえますが，1日8時間の労働時間に換算すれば，約30分相当の残業時間に相当しますので，無視できない効率低下となります．なぜ上述の1.5時間の実験では，作業成績には差がなかったのに，日常業務では差が出るのはどうしてでしょうか．短い時間での実験室の作業では被験者は頑張ってしまうのです．しかしながら，疲れてしまいます．日常の業務は8時間毎日行っているので，作業成績に影響を与えていると考えられています．私たちが暑くても短い時間であれば頑張ってしまうことがあるのと同様です．

　2005年から政府主導で地球温暖化対策のため「**クールビズ（COOLBIZ）**」が行われています．夏の軽装も日本では定着してきた感があります．しなしながら，

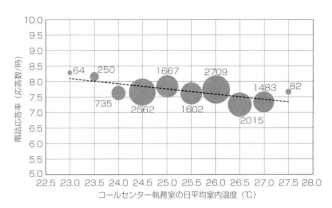

図1-41　コールセンターの平均室温と1時間当たりの電話応答数（電話応答率） (Tanabe et al., 2009)
室温が1℃上がると約2%作業効率が低下します（右肩下がりの点線）. 図中の円と数字は, 実際の電話応答数を示しています.

過度にクールビズにとり組んでいたある事業所では, 室内温熱環境に不満を述べる在室者が70%を超えていました. 省エネは大切ですが, 居住者の快適性・健康を維持することがまずは第一です. クールビズの設定温度が28℃とされたのは, 1970年（昭和45年）に制定された「建築物における衛生的環境の確保に関する法律（以下, 建築物衛生法）」の管理基準温度の上限です. 同法では環境衛生管理基準として温度を17〜28℃と定めています. その基礎となった報告書の中では, 28℃は理想値, 目標値や推奨値ではなく, 許容最低限度の上限値であると記述されています. 「間違っても推奨温度にするな」とまで書かれているのです.

　2017年にある副大臣が28℃設定には根拠がないと発言したこともあり, マスコミが大騒ぎしました. 本当は暑いのにと思っていたヒトも多かったからでしょう. その後, 環境省は「どうして28℃？」という解説をホームページ上で公開しています（環境省, 2017）. その中に実験結果が示されていますが, 実際のオフィスとはかなり異なる実験条件が設定されています. 実験室の周壁温度は室温とほぼ同等, 気流速度もかなり高く, 相対湿度が40%です. 省エネは我慢するということではなく, 知的生産性が低下しないことも重要な要素であることが, 2005年当時に議論されていれば良かったのですが残念です（空気調和・衛生工学会, 2014）. 2017年夏に環境省はクールビズについて記述を変更しました. その結びに, 「地球温暖化対策のため, 冷房時の室温を28℃で快適に過ごせる軽装や取組を促すライフスタイル「クールビズ」の取組にご理解をいただき, 28℃を目安に, 冷房時の外気温や湿度, 建物の状況, 体調等を考慮しながら, 無理のない範囲で冷やし過ぎない室温管理をお願いいたします.」とあります. ここまで賢い省エネをすることが大切なのです.

文　献

Tanabe S, Kobayashi K, Kiyota O, et al.（2009）The effect of indoor thermal environment on productivity by a year-long survey of a call centre. Intelligent Buildings International, 1: 184-194

Tanabe S, Haneda M, Nishihara N（2015）Workplace productivity and individual thermal satisfaction. Building and Environment, 91: 42-50.

環境省（2017）COOLBIZ：どうして「28℃」？　https://ondankataisaku.env.go.jp/coolchoice/coolbiz/article/action_detail_004.html.

空気調和・衛生工学会（2014）我慢をしない省エネへ−夏季オフィスの冷房に関する提言−報告書．http://www.shasej.org/iinkai/gamanwoshinaisyouene/gamanwoshinaisyouene.pdf.

【田辺新一】

42 衣服と体温の関係学

　恒温動物であるヒトが裸体でも耐えうる環境温度は，気温10〜35℃程度と非常に狭い範囲であるにもかかわらず，私たちの祖先は，極寒から酷暑まで幅広い気候帯に適応することができました．多様な環境への適応を可能としたのは，自らの行動で体温維持を行う手段（ツール）として，**衣服**と住居（シェルター）を使用することを発見したからです．住居は場所が固定されるのに対して，衣服は常に携帯できることから，非常に便利な環境適応ツールなのです．

　衣服が環境適応ツールとして，寒冷や暑熱からからだをまもることを可能にした理由は，衣服中のほとんどが空気で構成されているためです．衣服を構成する布は体積を持ち，その体積中には繊維と空気が含まれています．日常的に着用される衣服は，その体積中に70％（たとえば，ウィンドブレーカー）から99％（たとえば，ダウンジャケット）もの**空気**を含んでいます（日本家政学会被服衛生学部会，2012）．空気の**熱伝導率**は気温20℃下で0.026 W／mKと小さく，断熱性能に最も優れた物質ですから，衣服は，寒冷下での体表からの熱放散を抑制するので体温低下を防ぎ，そして，皮膚温よりも高い気温の暑熱下では，外界から体表へ流入しようとする熱や日射を遮断して，体温上昇を防ぐ役割を果たします．

　図1-42は，からだの熱産生量と気温に応じて衣服に求められる**熱抵抗**を示しています（ISO 11079, 2007）．からだの活動量が同程度の場合，寒冷下では大きな熱抵抗，すなわち，高い保温力を持つ衣服が必要となります．活動量が高い場合には，同じ気温下で活動量が低い場合に着用する衣服よりも低い保温力が求められるのです．

　衣服の着方も体温に関与します．暑熱下で衣服を着用する時，首や袖，裾に開口部を設けたり，からだと衣服や衣服間の各間隙量（すき間）を数mm以上にすると，からだで暖められた空気を衣服外へと流出させるよう促すため，体温上昇の抑制に効果的です（日本家政学会被服衛生学部会，2012）．また，寒冷下では，衣服でからだを覆う面積を大きくするとともに，首や袖，裾の開口部を閉じる着方は，暖められた空気を衣服外へ流出させるのを防ぎます．さらに，衣服下の各間隙量を3 mm程度にすると，暖められた空気が人体周りに留まりやすく，高い保温効果が得られるので，体温低下の抑制に効果的です（日本家政学会被服衛生学部会，2012）．

　寒冷下での衣服には高い保温性が求められますが，過度な着用が原因で汗をか

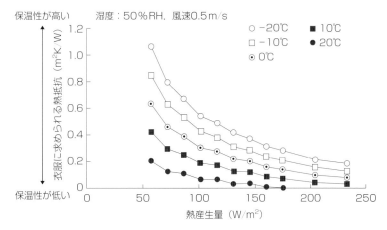

図1-42　**からだの活動量と気温に応じて衣服に求められる熱抵抗**（ISO 11079, 2007 より作成）
体表からの水分蒸発がスムーズに行われると仮定して，体温を維持するために衣服に必要とされる熱抵抗．

くことや，体表からの不感蒸散や汗で衣服が濡れることを避けなければなりません．衣服の濡れは，衣服中の空気部分と非常に大きな熱伝導性を持つ水（気温20℃下での熱伝導率：0.602 W/mK）が置換されるため，保温性が著しく低下して，体表から多くの熱を奪います．その結果として，体温低下を招く恐れがあります．

　著者は，雪山登山において発汗による衣服の濡れが原因だけでなく，テント内での休息時に，衣服が湿気たことによって寒さを覚えたことがあります．不感蒸散によって体表から放出された水蒸気は，衣服に**吸湿**されていますが，衣服を構成する繊維の吸湿能には限界があります．おそらく，その限界を超えたために，体表や衣服中の水蒸気は飽和状態に達して，衣服中に水蒸気が凝縮したと思われます．乾いた衣服による体温維持への寄与を強く実感した貴重な体験でした．

　ヒトと衣服の関係は密接で，衣服がヒトの体温維持に果たす役割は極めて大きいのです．本来，からだをまもるための衣服が，逆に危険に曝すことがないように，衣服を適切に着用しましょう．

文　献

ISO 11079（2007）Ergonomics of the thermal environment‐Determination and interpretation of cold stress when using required clothing insulation（IREQ）and local cooling effects. ISO https://www.sis.se/api/document/preview/909408/
日本家政学会被服衛生学部会編（2012）アパレルと健康：基礎から進化する衣服まで．pp36-51，井上書院．

【深沢太香子】

43 ヒートアイランド現象とは

　現在，世界人口の約半数が都市部に住んでいると言われています．日本も例外ではありません．2015年の国勢調査によると，日本の人口の約半分は三大都市圏（東京・大阪・名古屋）に集まっており，とりわけ東京への人口集中が進んでいます．都市の環境に関する課題はたくさんありますが，人間の健康，とりわけ温熱生理学の観点から非常に重要となるのがヒートアイランド現象です．

　一言で表せば，**ヒートアイランド現象**とは，都市化によって都市部の気温が郊外より高くなる現象です．気温の分布図を描いてみると，都市部を中心に気温の高い領域が島のように現れることから，「熱の島＝ヒートアイランド」と呼ばれるようになったわけです．

　ヒートアイランド現象の影響は，都市と郊外の気温を測り，両者の差を取ればある程度把握することができますが，全体像を把握するためには，気候モデルを用いる必要があります．気候モデルとは，物理学の法則に基づいて大気の状態を時々刻々と計算する巨大なソフトウェアです．**図1-43**は，**気候モデル**によって再現された，8月の平均気温（2004〜2007年，日本時間5時）の分布です（Kusaka et al., 2012）．都市化が著しい東京都や神奈川県を中心に，気温の高い領域が島状に広がっている様子がわかります．気候モデルによる試算や過去の気象観測データの解析によると，現在の首都圏の都市効果（森林や草地などの自然な状態から建物や道路などの人工物への土地利用の変化）によって，約100年前に比べて2℃程度，都心の気温が上昇していることがわかっています．

　皆さんの中には，ヒートアイランドは夏の問題というイメージを持っている人もいるかもしれません．実は，ヒートアイランド現象が最も顕著に現れるのは冬の夜間，特に，よく晴れて風の穏やかな夜なのです．少し気象学の専門的なお話になりますが，よく晴れた風の穏やかな夜には，放射冷却と呼ばれるプロセスによって郊外の気温が下がりやすくなります．都市部では，建物への蓄熱などのためになかなか気温が下がりません．このようにして，冬のよく晴れた穏やかな夜には，都市と郊外の気温差が広がりやすくなるわけです．この効果は，程度は小さいですが，夏にも現れます．近年，都市部では熱帯夜が増加していますが，その背景にはヒートアイランド現象による影響もあるのです．

　ヒートアイランド現象と聞くと大都市の問題のような印象を受けますが，実は，ヒートアイランド現象は中小規模の都市でも起こることが知られています．「日

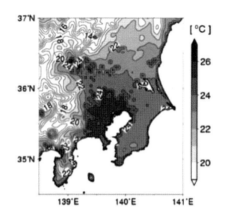

図1-43　気候モデルによって再現された東京のヒートアイランド
(2004〜2007年8月，日本時間5時の平均気温)
(Kusaka et al. 2012より改変)

本一暑い街」として知られている埼玉県の熊谷市では，熊谷駅周辺とその郊外では1℃程度の気温差があり，その差は冬の夜間に最大になることがわかっています（Nakamura et al., 2018）.

　都市化による影響は，気温上昇だけではありません．一般的に，都市化すると乾燥化が進みます．これは，主に建物や道路などの建設によって草木が減るためです．草木が減少すると，植生からの蒸散による水蒸気供給が減り，都市部が乾燥するというわけです．このように都市部が乾燥化することを，ヒートアイランド現象になぞらえて「**ドライアイランド現象**」と呼ぶこともあります.

　現在，さまざまなヒートアイランド対策が打ち出され，その効果の検証が進められています．主なヒートアイランド対策として，打ち水やドライミストの設置があげられます．これは，水が蒸発する時に空気を冷却する効果を利用したものです．ほかに，高反射塗料を路面に塗布して，日射による路面の加熱を抑える方法などがあります．いずれも気温上昇を緩和する効果がありますが，打ち水やドライミストは湿度の上昇，高反射塗料は地面からの日射の反射（照り返し）を強める効果があります．人間の温熱感覚は気温だけでは決まらず，湿度や風，放射によっても変化しますので，ヒートアイランド対策の複合的な効果を検証することが大切です.

文　献

Kusaka, H, Chen F, Tewari M, et al.（2012）Numerical simulation of urban heat island effect by the WRF model with 4-km grid increment: An inter-comparison study between the Urban Canopy Model and slab model. J Meteorsoc Soc Jpn, 90B: 33-45.
Nakamura Y, Yoshinori S, Watarai Y（2018）Seasonal variations of the urban heat island in Kumagaya, Japan. Geogr Rev Jpn Ser B, 91: 29-39.

【鈴木パーカー明日香】

44 地球温暖化を考える

　「地球温暖化」とは，読んで字のごとく，地球規模で気候が温暖化する現象です．地球の気候は自然に変動し，これまで温暖期と寒冷期を繰り返してきました．しかし，20世紀後半からは，自然変動の幅を超えて，顕著に気温が上昇し続けています．この気温上昇は，人間活動の影響なしには説明できないとされています（IPCC, 2013）．

　地球温暖化は，**温室効果**と呼ばれるプロセスの強化によって起こります．日射によって暖められた地表面から放出される遠赤外線は，大気中の水蒸気や二酸化炭素，メタン，オゾンなどによって吸収され，大気を暖めます．これが温室効果です．人間活動によって，二酸化炭素やメタンなどの温室効果ガスが大気中に放出されたことにより，温室効果が強化されて，地球表面付近の気温や海水温が上昇しているというわけです．

　世界の平均気温は，過去100年で約0.7℃上昇しています（IPCC, 2013）．日本はそれを上回る，100年で約1.1℃の気温上昇が観測されています（気象庁，2018）．100年あたりで何℃上昇と言われてもなかなか「ピン」とこないので，熱帯夜（日最低気温が25℃以上の日）と真夏日（日最高気温が30℃以上の日）日数をみてみましょう．ここでは例として，都市化の影響が少なく，かつ，長期にわたって観測データが蓄積されている千葉県銚子市のデータを使用しています．

　図1-44Aは，千葉県銚子市の熱帯夜と真夏日日数（年間）を示しています．熱帯夜も真夏日も，過去100年ほどで増えてきていますが，1980年代以降は特に顕著な増加がみられます．気候の統計では，おおよそ30年間の平均値を「平年値」（または気候値）と呼びます．現在の銚子の熱帯夜と真夏日日数の平年値（1981〜2010年平均値）は，それぞれ，5.0日と13.5日です．この80年前の熱帯夜と真夏日日数の平年値（1901〜1930年平均）は，それぞれ0.4日と4.5日でしたので，熱帯夜については10倍以上も増加したことがわかります．比較のために東京のデータも**図1-44B**に示しました．こちらは地球温暖化に加えて都市化の影響も大きいため，銚子と比べると熱帯夜と真夏日が大幅に増加してきている様子がよくわかります．

　温暖化による直接的な健康への影響として，熱中症の増加があげられます．近年，日本では熱中症の発生および死亡者数が増加しています．この背景には，気温上昇の他にも高齢化などの社会的な要因もあるため，両者の相対的な影響を注

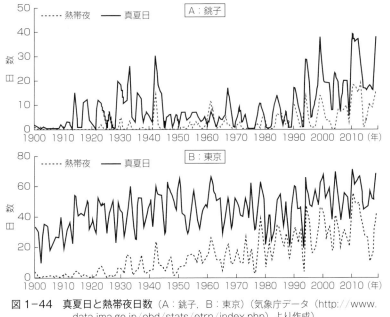

図1-44　真夏日と熱帯夜日数（A：銚子，B：東京）（気象庁データ（http://www.
data.jma.go.jp/obd/stats/etrn/index.php）より作成）

意深くみる必要が
あります（藤部，
2013）．死亡者数
と比べると統計期
間が短くなります
が，熱中症による
救急搬送者数も増
加傾向にありま
す．熱中症による
救急搬送者数は，
気温が上がると指
数関数的に上昇す
ることが知られて
います．

温暖化すると熱
中症リスクが増大

することは確かですので，温暖化対策の構築が大切です．地球温暖化の対応策は，
大きく緩和と適応に分けることができます．緩和（抑制）は，温暖化そのものを
緩和させる対策で，大気中への温室効果ガスの放出を抑える（または現在までに
人為的に放出された温室効果ガスを大気から取り除く）必要があります．このた
めには国際的な協力が不可欠で，一朝一夕には成し遂げることは困難です．適応
策は，温暖化による損害をなるべく少なくする取り組みを指します．熱中症リス
クの軽減を目指し，ヨーロッパでは熱波の早期警戒システムの運用がはじまって
います．日本でも，民間気象会社などから**WBGT**などを用いた熱中症リスク予
報が提供されるようになってきました．暑さに関する予報をうまく活用し，積極
的な熱中症予防アクションを促す方策の構築が急務です．

文　献

IPCC（2013）Summary for Policymakers. In: Stocker TF, Qin D, Plattner GK, et al., eds., Climate
Change 2013: The Physical Science Basis. Contribution of Working Group I to the Fifth
Assessment Report of the Intergovernmental Panel on Climate Change. Cambridge University
Press.
藤部文昭（2013）暑熱（熱中症）による国内死者数と夏季気温の長期変動．天気，60：371-
381.
気象庁（2018）気候変動監視レポート2018.

【鈴木パーカー明日香】

45 変温動物への回帰とは

　今まで学んできたように，ヒトは恒温動物であり，かつ内温動物であるといえます（第1章12項・13項参照）．一方，変温動物の特徴は，行動に依存した体温調節と代謝の低さに特徴づけられます．からだのサイズにも依存しますが，同じサイズの哺乳類や鳥類と比較した場合，変温動物は同時に環境温度の変化に依存しやすい，すなわち外温性の高い動物であると言えます．

　ヒトは体温調節に空調を使う，すなわち地球のエネルギーを用いて体温調節を行うという，他の動物にはみられない大きな特徴を持っています．また，その体温調節は**行動性体温調節**に分類されます．今やヒトの地球エネルギー消費は膨大で，いわゆる高度成長期の日本の電力消費は，エネルギー量に換算して，3,479 PJ（ペタジュール，10^{15}J）でしたが，2017年では9,042 PJにまで上昇しています．また，夏場の暑い昼などは電力消費のうち50％以上が冷房に用いられているデータもあります（資源エネルギー庁ホームページ）．建物の構造や夏の気候変化の影響も大いにあると推測されますが，現代のヒトは明らかに空調に依存した体温調節を行うようになっていると言えます．冬にも同様なことが起こっており，極論を述べればヒトは変温動物化していると言えるかもしれません．では，このような生活がどのように，私たちのからだに影響を及ぼしているのでしょうか？

　汗は暑熱環境での体温調節の切り札です（第1章8項参照）．ヒトの体表には300〜500万個の汗腺が存在しますが，実際に汗を分泌する汗腺は能動汗腺と呼ばれます．加齢によって発汗能は低下しますが（第2章2項参照），**能動汗腺数**は変化しないことが報告されており，私たちが持っている汗腺は個々の能力が下がるにしても，ほぼ一生はたらき続けることを示しています．ここで重要なことは，汗腺数は出生前にほぼ決まっている（**遺伝的要因**）のですが，能動汗腺数は，出生後3年以内の環境で決まる（**後天的要因**）ということです．**図1-45**は，日本が帝国主義をとっていた時代に，熱帯地方や寒冷地に渡った本土からの日本人や，そこで育った現地の日本人，あるいは本土から渡った日本人から生まれた子どもたちあるいは現地の人々を対象に行われた調査をもとにしています（Kuno, 1956）．多くの国や地域で空調が使われるようになった現代では，この調査を追試することは難しいのですが，体温調節の発達を考えるうえで重要な知見であると考えられます．また，乳幼児期の自律性体温調節が最小になるような快適すぎる環境は，その後の体温調節能の低さの原因となっている可能性を示しています．

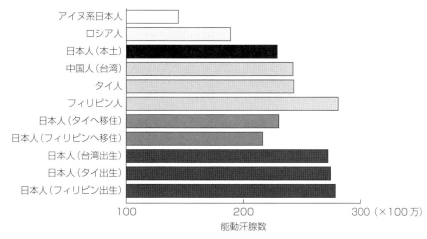

図1-45　さまざまな温熱的生育環境を持つ人々の能動汗腺数の違い（Kuno, 1956より改変）

　文部科学省の調査（2002）では，身長などの体格の向上がみられるにもかかわらず，心肺機能を反映する持久力など，全体的な子どもの体力低下が報告されています．暑熱下での体温調節能は心肺機能に大きく依存し，かつ，基礎代謝や寒冷時の熱産生能は，筋肉量の影響を受けます．このため，これら自律性体温調節能の低下を代償するためには，行動性体温調節で補う必要があります．現代人の生活習慣に加えて，生存のために空調を必要とするからだに変化しているとも言えます．

文　献

Kuno Y（1956）Human perspiration. Thomas.
文部科学省中央教育審議会（2002）子どもの体力向上のための総合的な方策について：1子どもの体力の現状と将来への影響　https://www.mext.go.jp/b_menu/shingi/chukyo/chukyo0/toushin/021001a.htm#g0201.
資源エネルギー庁：統計・各種データ　https://www.enecho.meti.go.jp/statistics/

【永島　計】

46 アスリートの耐暑能・暑熱順化の秘密

　アスリートまたは日頃からトレーニングに励むヒトの体力レベルが高いことは明らかですが，耐暑能（暑さに耐える能力）も高いのでしょうか？　スポーツイベントの開催時期や開催場所によって暑さが懸念されますが，アスリートの耐暑能が高いのであれば，なぜ問題となるのでしょうか？　アスリートも暑熱順化が必要なのでしょうか？　まず耐暑能からみていきたいと思います。

　耐暑能を評価する場合，暑熱環境下で運動を行い，疲労困憊で運動を継続できなくなるか，ある基準の深部体温に達するまでの時間を測ります。体力レベルが高い人と低い人の耐暑能を比べる場合，運動強度が高いと暑さへの耐性が発揮される前に筋活動が追いつかず疲労困憊になるという可能性が大きくなります。だからといって運動強度を低くしてしまうと，なかなか深部体温は上がりません。そこで，防護服を着て熱放散を抑えた状態をつくり，暑熱下（室温40℃，相対湿度30％）でゆっくり歩行（3.5 km/時）するという方法が提案されています（Selkirk et al., 2001）。その方法で体力レベルが高いグループと低いグループで比較した結果が**図1-46**です。運動時間は，116分と69分で差は歴然でした。高体力グループは，全員が深部体温が39.5℃に達して運動終了となったのに対して，低体力グループは，本人が疲労困憊を訴えたか最大心拍数に達したという基準で運動終了となり，終了時点の深部体温は平均で38.6℃でした。低体力とはいっても有酸素能力は標準的なグループで（最大酸素摂取量：46 mL/kg/分），高体力は週に4，5回有酸素トレーニングを行うやや有酸素能力が高いグループ（最大酸素摂取量：58 mL/kg/分）です。トレーニング内容の詳細は明らかではありませんが，トレーニングによって深部体温の上昇を繰り返し経験することで，高体温への耐性が徐々に獲得されるものと考えられています。

　このようにアスリート，特に持久系スポーツを行うヒトは高い耐暑能を持っていますが，暑い場所で競技が行われる時，前もって暑熱順化をする必要があります。なぜなら，暑熱環境下の運動パフォーマンスは，快適な環境温度の時と比べて6～16％低下するからです。アスリートの競技において，この差を埋めるかどうかは勝負を左右します。では，どのような方法で暑熱順化を行えばいいのでしょうか。もともと高い耐暑能があるため，いわゆる伸びしろは少ないと考えられたり，暑熱環境でトレーニングを行うための施設や予算がなかったり，暑熱順化を取り入れるアスリートは少ない現状が数年前までありました。しかし近年，実用

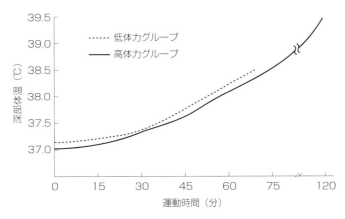

図1-46　防護服を着用し熱放散を抑制した状況で歩行を行った時の深部体温（直腸温）の変化
(Selkirk et al., 2001 より改変)

的な方法が考案されています（Heathcote et al., 2018）．それは，通常の**トレーニングの後**に40℃の**お風呂**に40分間浸かるという方法です．これまでの暑熱順化の方法では，トレーニングを暑熱環境で行うことが強調されていましたが，それでは屋外スポーツなどでは難しく，通常練習とは別にトレーニングを組み込む負担がありました．新しい方法では，通常のトレーニングは涼しい環境で行い，運動後に**深部体温**が40℃に達する手前までお風呂に浸かるというセットを6日間連続して行うと，アスリート（最大酸素摂取量：68 mL/kg/分）であっても，暑熱環境下運動の深部体温の上昇は0.3℃（39.0℃→38.7℃）抑えられます（Zurawlew et al., 2018）．トレーニングの質を落とさず，汎用性の高い方法ですが，お風呂への浸水は運動直後が良いのか，運動とは切り離して行っても良いのか不明です．また40分という時間も目安ですので，暑さによる不快感がピークに達した時点で浸水は終了し，入浴による事故がないよう気をつける必要があります．

文　献

Heathcote SL, Hassmén P, Zhou S, et al.（2018）Passive heating: Reviewing practical heat acclimation strategies for endurance athletes. Front Physiol, 9: 1851.

Selkirk GA, McLellan TM（2001）Influence of aerobic fitness and body fatness on tolerance to uncompensable heat stress. J Appl Physiol（1985）91: 2055-2063.

Zurawlew MJ, Mee JA, Walsh NP（2018）Post-exercise hot water immersion elicits heat acclimation adaptations in endurance trained and recreationally active individuals. Front Physiol, 9: 1824.

【時澤　健】

47 夏季スポーツメガイベント成功の秘訣
～気温40℃への準備学～

　東京オリンピック，パラリンピックは，2度目の日本での夏季オリンピックであると同時に，前回とは異なる"暑さ"という大きな課題を抱えたイベントとなります．さまざまな観点から"暑さ対策"が議論されていますが，誰も正解がわかっていないというのが現状でしょう.

　暑さ対策を行うには，まず競技の舞台となる会場や道路の温熱環境がどのようなものかを評価しないといけません．また，さまざまな身体的背景がある人間が集まる場所では，環境の変化に対するからだの応答やその能力に応じた備えが必要になるでしょう．2020東京大会の主役は，当然アスリートですが，観客，運営者，ボランティアなどさまざまな身体的バックグラウンドを持つ人間の対策を考えないといけません．冷夏は10年に1，2度ぐらいは起こるので現状開催予定の2021年が，その年に当たれば良いのですが，予測はできません．会場によっても暑さは違いますし，アスリートにとって許容できる暑さの程度は競技によっても異なります.

　第1章で繰り返し述べられたように，からだでつくられた熱の放散は，皮膚温度と周囲環境の温度差，皮膚表面からの気化熱で決定されます．ヒトの体温調節においては，前者は皮膚血流，後者は発汗により大部分が調節されます．日常の大部分の活動において，体温は，皮膚と環境との温度差で調節されています．しかし，暑熱環境や中・高強度の運動時には，発汗による調節が体温の維持には必須です．アスリートにとって，東京＋オリンピックは，"暑熱環境や中・高強度の運動時"の2条件が，同時に再現される場所になることが予想されます．体温の許容範囲はトレーニングによって，それほど変化しません．長時間に及ぶ運動，体温調節機能がうまくはたらかないアスリートの場合，暑さ対策の成否は，**パフォーマンス**，さらに自分の安全面に大きな影響を与えることになります．暑さへの対策としては，環境の整備，からだおよび心理的な暑熱耐性の獲得，衣服，栄養や水分摂取などが考えられます．しかし，これらは，いかに体温の上昇を防ぐかというのが基本にあります．決して高い体温に耐えられる方法を開発するものではありません.

東京の気温

　東京オリンピックの開催は，2021年7月23日から8月8日までの予定です．**図1-47**は，気象庁の定点観測地点の1つの"東京"の過去15年間の同時期の最高

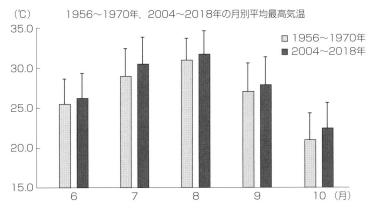

（℃）　1956〜1970年，2004〜2018年の月別平均最高気温

図1-47　東京の過去15年間ごとの同時期の月別平均最高気温の比較
（気象庁ホームページ：https://www.jma.go.jp/jma/menu/menureport.html より作成）

気温を示しています（気象庁：気象観測データ）．東京オリンピックの開催期間は，夏の真っ盛りになります．マラソンの暑さ対策の1つとして開催時刻の早朝への変更が議論されました．2018年7月31日の**WBGT**（湿球黒球温度）は，太陽が昇り始める前の朝の5時には24.5，12時に最高の30.7でした．WBGT25を超えると，運動時の熱中症リスクが増し，31以上では原則運動禁止と言われています（環境省：熱中症予防情報サイト）．このため，マラソンなど長時間に及ぶ屋外の**持久性競技**はいくら時間を早めたとしても根本的な解決にはならない可能性があります．また，体温調節は決して夜も昼も一様ではありません．本来，体温調節にかかわる自律神経の活動が抑えられる夜間には，体温調節能は劣っていると言えます．環境温度重視で，本来は眠っている時間に競技を強いるとかえってリスクを高める結果になることにもなります．また，体内の生物時計のリズムは光環境に強く影響を受けるため，暗いうちに競技をはじめること自体がパフォーマンスを落とすことになってしまう可能性があります．

　社会的な事情をすべて無視するならば，そして確実なアスリートの安全を望むならば，かつベストパフォーマンスを発揮できるコンディションを提供し，それを観戦したいのであれば，開催時期の移動しかありません．人間は環境には抗えません．パラリンピックでは，体温調節機能が低いアスリートが多く，より強い環境の影響を受けることになります．

　このようなことは真夏のスポーツイベントや競技，練習についても言えることです．

文　献
環境省：熱中症予防情報サイト．https://www.wbgt.env.go.jp/wbgt_data.php.
気象庁：各種データ資料：気象観測データ．https://www.jma.go.jp/jma/menu/menureport.html.

【永島　計】

48 体温調節に効果的な栄養素と摂取方法

　食べ物と体温は密接な関係にあり，たとえば食事をすると熱産生が起こり深部体温が上昇します．この時，タンパク質の割合が多いと熱産生はより大きくなります．反対に，絶食状態では基礎代謝量が減少し，深部体温も徐々に低下していきます．これらはエネルギー代謝と体温調節の関係性を示したややドラスティックな変化ですが，体温調節に効果的にはたらく栄養素をとり上げると，かなり限定的な変化となります．ごく最近報告された2つの研究について，その作用をみていきたいと思います．

　1つ目はアミノ酸の一種である**タウリン**です．タウリンは神経伝達物質としてもはたらき，動物を用いた中枢への投与実験により体温調節への関与が指摘されていました．いわゆるエナジードリンクにも含まれているタウリンですが，運動前に摂取すると一過性に運動パフォーマンスが高まることが報告されています．さらに，暑熱環境下でも運動を行った時の疲労困憊に至る時間が，タウリンを摂取することで延長することが確認されています（Page et al., 2019）．その時，**深部体温**の上昇が抑えられていました（**図1-48左図**）．その要因として発汗量（**図1-48右図**）が多くなっていたことが考えられます．摂取したタウリンは体重1 kg当たり50 mgで，運動を行う2時間前に摂取しています．それがどのようにからだに作用したか具体的な「メカニズム」は不明ですが，深部体温を抑えるために通常よりも多くの発汗反応を引き起こしたならば，中枢に作用したと予想され，その作用機序について今後の研究が期待されます．

　もう1つは**クルクミン**です．ポリフェノールの一種であるクルクミノイドに分類され，スパイスとして使用されるクルクミンは，腸管における抗酸化・抗炎症作用があるとして知られています．最近では，サプリメントとして数日間服用すると，運動後に起こる遅発性筋痛が弱まることも報告されています．そして，暑熱環境下における運動時の深部体温の上昇が，クルクミンを数日間摂取すると，プラセボ摂取と比較して約0.3℃抑制されることが報告されています（Szymanski et al., 2018）．この研究では熱放散反応を測定していないため，深部体温の上昇が抑制された「メカニズム」は明らかではありませんが，同時に心拍数の上昇や一部の免疫系の反応も抑制されていたことから，体温調節系に直接作用した可能性は低いかもしれません．一方で，暑熱ストレスに伴う慢性的な**腸管免疫**の低下が指摘されており（Pires et al., 2017），熱中症などへの予防対策として，クルク

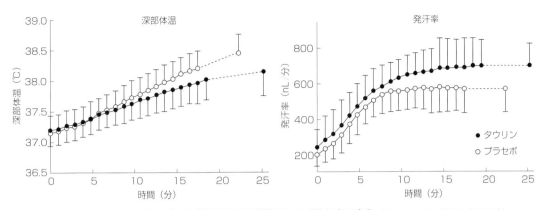

図1-48 タウリンまたはプラセボ摂取後の深部体温および発汗率の変化 (Page et al., 2019 より改変)

ミンを摂取することの有用性は高いかもしれません.

　以上の2つの研究は,体温調節以外の調節系に効用があるとされていたものが,実は体温調節にも好ましい作用があるのではないかと考えられている栄養素です.では,体温調節に特異的にはたらく栄養素はないかというと,唐辛子や生姜の成分(カプサイシン,ショウガオール)があげられます.カプサイシンは皮膚に存在する温度センサーの1つであるTRPV1を刺激します.そして交感神経を介して**褐色脂肪**組織での熱産生を引き起こします.現在のところ減量へのアプローチとして有効性が指摘されていますが,その他の作用については今後の研究が待たれます.

文　献

Page LK, Jeffries O, Waldron M (2019) Acute taurine supplementation enhances thermoregulation and endurance cycling performance in the heat. Eur J Sport Sci, 19: 1101-1109.

Pires W, Veneroso CE, Wanner SP, et al. (2017) Association Between Exercise-Induced Hyperthermia and Intestinal Permeability: A Systematic Review. Sports Med, 47: 1389-1403.

Szymanski MC, Gillum TL, Gould LM, et al. (2018) Short-term dietary curcumin supplementation reduces gastrointestinal barrier damage and physiological strain responses during exertional heat stress. J Appl Physiol (1985), 124: 330-340.

【時澤　健】

49　体温に影響する細胞・分子のはたらき

　「私たちのからだには2つの脂肪細胞がある」ことを知っていますか．脂肪と聞くと「肥満」を連想する人も多いと思いますが，肥満と関連する脂肪は「白色脂肪（細胞）」といわれるもので，焼き肉屋やラーメン店でよくみる脂肪（細胞）です．この白色脂肪細胞と外見も性質も異なる脂肪が「褐色脂肪（細胞）」といわれるものです．この2つの脂肪のはたらきは，**白色脂肪細胞**は（余った）エネルギーを脂肪として貯蔵すること，**褐色脂肪細胞**は脂肪を燃やして熱をつくることです．つまり同じ脂肪でもこの2つの脂肪細胞はまったく異なるはたらきをしています．

　体温は熱産生と熱放散のバランスで決まります．（発熱時のように）熱産生が促進されれば，体温は上がります．褐色脂肪細胞は脂肪を燃やして熱をつくることが仕事なので，褐色脂肪細胞が多い赤ちゃんの体温は高く保たれています．褐色脂肪細胞は加齢に伴い減少します．高齢になると，褐色脂肪細胞はほとんどからだからなくなるため，高齢者の体温が低いのもうなずけます（高齢者では筋肉が減っていることも体温が低い原因と考えれています）．

　褐色脂肪細胞は肩甲骨間や腋窩部，腎周囲に限局して存在し，その細胞の中には小さな脂肪滴とミトコンドリアが数多く存在しています．ミトコンドリアは電子伝達系による酸化的リン酸化によりアデノシン二リン酸（ADP）とリン酸（Pi）からアデノシン三リン酸（ATP）を合成します（**図1-49**）が，褐色脂肪細胞のミトコンドリアではATP合成の代わりに熱を産生します．この熱産生で大活躍をしているのが，**脱共役タンパク質**（UCP；uncoupling protein）です．

　脱共役タンパク質（UCP）（Demine et al., 2019）はこれまでに5つのタイプが知られています．UCP1は褐色脂肪細胞のみに発現し，UCP3は褐色脂肪細胞と骨格筋で発現しています．「脱共役」とは聞きなれない言葉ですが，ミトコンドリアの外膜と内膜の間の空間に電子伝達系の複合体Ⅰ～Ⅳのはたらきにより増加したプロトン（水素イオン：H^+）は，通常，複合体Ⅴ経路を通過して元に戻ります．この時ATPを合成するのですが，この「ATP合成と共役」する複合体Ⅴ経路ではなくて他の経路を通過することを「脱共役」と言います．「脱共役」経路を担っているのが脱共役タンパク質（UCP）です．脱共役タンパク質（UCP）をプロトン（H^+）が通過する時に多量の熱が産生されます（**図1-49**）．

　先に脂肪を燃やして熱をつくる細胞が褐色脂肪細胞と述べましたが，褐色脂肪

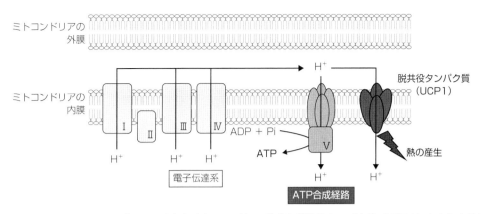

図1-49　電子伝達系によるプロトン（水素イオン：H⁺）の移動と脱共役タンパク質（UCP1）を介した熱産生
ミトコンドリアにある2つの膜，外膜と内膜の間の空間では電子伝達系（複合体Ⅰ～Ⅳ）によりプロトン（水素イオン：H⁺）が増加します．この増加したプロトン（水素イオン：H⁺）は複合体Ⅴを通過して元に戻り，この時ATPが合成されます．一方，複合体Ⅴを通過せず脱共役タンパク質（UCP1）を通過するとATPが合成されない代わりに多量の熱が産生されます．

　細胞とほぼ同じはたらきをする**ベージュ脂肪細胞**（米代ほか，2017）の存在が近年明らかになりました．ベージュ脂肪細胞は形態的にも機能的にも褐色脂肪細胞に酷似しています．その細胞内には小さな脂肪滴とミトコンドリアが数多く存在し，ミトコンドリアにはUCP1が発現していて多量の熱を産生します．しかし，褐色脂肪細胞は骨格筋と同じく，筋分化調節因子であるMyf5発現前駆細胞から発生（分化）するのに対して，ベージュ脂肪細胞は白色脂肪細胞と同じ前駆脂肪細胞がその由来ですので，ベージュ脂肪細胞と褐色脂肪細胞はまったく同じ脂肪細胞ではありません．褐色脂肪細胞は加齢に伴い減少する一方ですが，寒冷刺激や辛さ成分であるカプサイシン刺激により増加することが知られています．しかし，実は，それら刺激により増加した褐色脂肪細胞の多くもしくは一部は褐色脂肪細胞とまったく同じ振る舞いをするベージュ脂肪細胞であると，現在考えられています．

　最後に白色脂肪細胞のはたらきについて考えてみましょう．褐色脂肪細胞とは異なり白色脂肪細胞は熱の産生には役立ちません．しかし，皮下に幾重にもある白色脂肪細胞は，断熱材としてはたらくことから，からだから奪われる熱（熱放散）を減らします．たとえば，極寒の地で遭難した時，皮下脂肪の多いヒトがやせたヒトより生存する可能性が高いのは，白色脂肪細胞のおかげだと考えられているのです．

文　献

Demine S, Renard P, Arnould T（2019）Mitochondrial uncoupling: a key controller of biological processes in physiology and diseases. Cells, 8,pii: E795.　doi: 10.3390/cells8080795.
米代武司，梶村真吾（2017）褐色脂肪細胞およびベージュ脂肪細胞の制御機構と臨床的意義．生化学，89：917-920.

【杉本直俊】

50 未来の温度環境学

　ヒトの体温調節はすぐれたものであり，その秘密は暑さや寒さに対応できる複数の体温調節の効果器を持っていることにあります．すなわち，自律性体温調節の優位性にあります．また，すぐれた知恵によって建物や空調を進化させ，さまざまな温熱的な極限環境で生きることも可能にしました．すなわち，文明の力で，新しい行動性体温調節を獲得したのです．しかしながら，それでも対応できない環境の変化（大きな環境や気候変化）の頻度が増え，私たちは新たな対策を考えないといけない時期に来ているかもしれません．

　たとえば，現代都市では，局地的に建物や地面が熱を蓄積するコンリートの巨大な塊となる**ヒートアイランド現象**が生じることがよく知られています．**図1−50**はヒートアイランド現象の影響を受けていると考えられる東京と，影響が少ない地方都市15地点での平均値の数十年の変化を比較しながら示しています（気象庁，2018）．いずれの地点も，1970年ごろから上昇傾向にあるようにみえますが，特に東京では，他の都市に比べ気温が上昇しているのがわかります．さらに，その影響はかなり大きなものになっています．最近では，都市部の学校や運動施設においても，土の地面を舗装した上でラバー＋人工芝を敷き詰めたグランドを使用したものが増えています．確かに雨が降った後でも，雑巾片手にグランド整備しなくても良いのですが，運動時の温熱環境の観点からは理想的と言えるのか大いに疑問が残るところです．土や緑は，基本的に熱を蓄積しにくく，また熱を伝える赤外線を散乱させるのでヒトへの影響は少ないのですが，人工物は，その周囲で活動するヒトに熱の影響を強く与える可能性が高いのです．

　次に，大きな視点で気候をみてみましょう．世界レベルでも，過去の年平均気温に対して20％以上高かった地域が，この4〜5年の間に多くみられるようになっています．過去30年の世界全体の平均気温の推移をみても確実な右上がりで，**地球温暖化**が進んでいることは自明と言えます．しかし，数年で1〜2℃も上昇するようなものではありませんし，この値だけで言えば，ヒトの体温調節によってコントロールができない数字では決してありません．ただし，このような地球レベルの"温度"の変化は，体温調節に影響を与えるさまざまな要因に影響を与えると考えられます．温暖化と暑熱環境を直ちに結びつけることは難しいと思いますが，環境の変動の幅は大きくなっている印象はあります．

　たとえば，気温と熱中症の関係は，欧米では古くから**熱波（heat waves）**

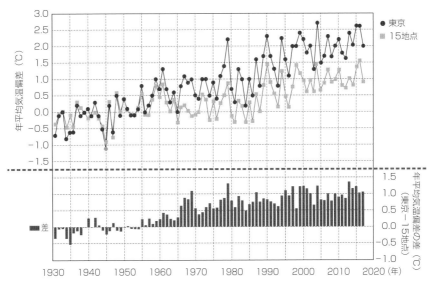

図1-50　年平均気温の推移と比較（東京と地方都市15地点平均の比較）（気象庁，2018）
基準となる気温は各々の地点の1901～1930年の平均気温をもとにしています．

という言葉で知られています．熱波がやってくると，環境変動による死亡，すなわち熱中症の発症が増加します．熱波とは32.2℃以上の最高気温が3日以上続く気候です．このような気候を経験することは，今の日本では珍しいことでもなんでもありません．しかし，住居や空調，社会的な対策，個人レベルの熱への耐性から，ヨーロッパの北の地域に住む人たちにとっては，大きな熱負荷になると予想されます．熱波で有名なものは，2003年に西ヨーロッパ大陸で発生したものです．この年，過去の平均より3.5℃高い気温上昇が起こり，7万人以上の死者がでたと報告されています．また，死亡例のほとんどが，2週間以内の短期間に生じたと記録されています．このような熱波は過去にも周期的に起こっており，気候のゆらぎの範囲に入るものかもしれません．しかし，2019年6月，7月と2度の熱波に襲われ，熱中症による死亡者がでています．6月にはフランス，ドイツ，ポーランド，そしてスペインの一部で38℃以上と，例年の平均気温を10℃以上も上回る気温を記録しました．気候の変動が体温調節に与える影響は，従来からの指標である平均気温の年次変化だけではなく，短期間での気温や湿度の変動にも注意すべきだと考えられます．未来の温度環境をより多角的に考える時に来ているのではないでしょうか．

文　献

気象庁（2018）ヒートアイランド監視報告2017：観測データの長期変化から見る大都市のヒートアイランド現象．https://www.data.jma.go.jp/cpdinfo/himr/h30/chapter1.pdf

【永島　計】

第2章 特性から理解してみよう

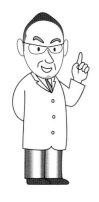

ねらい

1章を読んでいただき，体温についての知識がかなり深まったと思います．しかし，体温はいつも同じではなく，環境の変動に対する応答にも人によって違いがあります．このような変動や違いは，同じ職場で仕事をしていても，空調を暑く感じたり，寒く感じたりする原因にもなっています．高齢者の方々が，自宅で安静にしているにもかかわらず，熱中症で生命の危機にさらされることとも関係しています．この章のねらいは，発育や加齢などの個々の人の特性の違いと体温の関係について理解をすすめることです．

1 発育発達と体温調節機能の特徴

　体温調節能は胎児，乳幼児，そして成人に発達する間に変化します．胎児の体温は母親より高いですが，乳幼児の体温は成人とあまり変わりません．新生児は体温の概日リズムがあり，成長に伴い，リズムの振幅は大きくなり，思春期で最大の振幅になります．新生児は温度中性域（第1章2項参照）が狭いため，環境温の影響を受けやすいです．自律性体温調節について，発汗を担う**汗腺の発達**は，2〜3歳までの育った環境温の影響を受けます．子どもは汗をかきやすく，暑い環境では脱水を起こしやすいため，熱放散しやすい衣服が望ましいです．寒い環境で，新生児はふるえは起きず，褐色脂肪組織による非ふるえ熱産生により体温を維持します．乳幼児は温熱的不快感を訴えることが難しいため，周囲の成人に頼った行動性体温調節をすることになります．

1．乳幼児の体温

　胎児の体温は母親より0.4〜0.6℃高く，母親の体温に応じて変動します．これは母親の血液が胎児に流れ込むためです．血液は熱を運んでいます．母親の体温が運動などで高くなると胎児の体温も高くなるので，運動の程度に気をつけた方が良いでしょう．新生児の体温には，出生後一時的に1〜2℃低下するinitial dropがみられます．これは出産時に皮膚が濡れているため，蒸発による気化熱で多くの熱が奪われるためです．この皮膚温の低下が，**褐色脂肪組織**（図2-1-1）における交感神経の活性化による非ふるえ熱産生を起こします．新生児では，ふるえ熱産生は重度の低体温時のみ起こります．出産後，数日間の新生児の代謝率は，成人の代謝の2倍です．新生児は1日以内に成人とほぼ同じ体温になります．その後，乳児期，幼児期，学童期の体温は成人とほとんど変わりません（松村，1997）．

2．子どもの低体温

　新生児の**低体温**の原因は，甲状腺機能低下，低血糖，低血圧，環境温の低下などです．低体温によりノルアドレナリンの分泌が亢進し，代謝性アシドーシスを起こすことがあります．つまり，ノルアドレナリンによる血管収縮により組織の低酸素症が起きること，肺動脈収縮により肺血流量が減少し低酸素血症になることで組織の低酸素症を引き起こし，代謝性アシドーシスになります（仁志田，

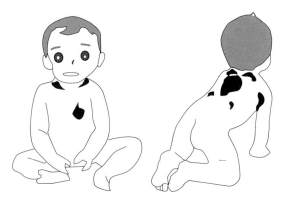

図2-1-1　新生児における褐色脂肪組織の分布図
頚部，肩甲骨間，わきの下，心臓周囲，腎周囲，後腹膜などに存在しています．

2018）．環境温が原因の場合，適切な環境温管理，保育器の湿度，温度設定，温めたラジアントウォーマー（上部にあるヒータからの5~10μmの遠赤外線が輻射熱となって児の体表を直接加温する開放型保育器の1つ（仁志田，2018））での蘇生，着衣，ラップでくるむといった対応をとります（草苅ほか，2010）．

　乳幼児は皮下組織において，脂肪層が少なく水分含量が多いので，組織の断熱効果は成人より低くなります．つまり，成人より乳幼児は熱放散しやすいと言えます（松村，1997）．しかし，子どもは通常，成人より低体温に耐えられると言われています．成人では28℃が生存できるかどうか瀬戸際の体温ですが，子どもは通常これより低体温が進んでも意識を取り戻すことができる可能性があります（Székely et al., 2018）．しかし，なぜ子どもが成人より低体温に耐えられるのか，その「メカニズム」はよくわかっていません．

　近年，昔に比べて子どもの体温が低くなっているという報告があります．1986年，長崎県の小学校における調査では，小学1～6年生の男女の体温は午前35.8℃，午後36.4℃でした．この研究では電子体温計を用い，看護師が腋窩で計測しています（前田ほか，1990）．午前の体温は35℃台であり，確かに低いと言えます．このような子どもは，同じ場所で測定した体温が37℃台に達していなくとも，発熱している可能性があります．そのため，それぞれが自分の「普段の体温」を把握しておくことが大切です．「低体温」とは，本来，雪山などで遭難した時に，体温が著しく低下する状態を示しますが，日常生活で比喩的に使われることも多いようです．昔と今では体温計に用いられるセンサーやその精度が違いますし，計測時の環境温や子どもの状態も考慮に入れると，本当に体温の低下が起きているか，さらなる研究が必要になります．子どもの日常の活動量の減少，食事の問題，生活温熱環境の変化が，この低体温の原因と考える研究者は，屋内の遊びより野外で運動させることで体温調節能を上げることを提唱しています．実際，低体温の子どもに2時間の運動を継続的に18日間行うことで，子どもの体

温が上がることを報告しています（永島ほか，2010）.

3．乳幼児の発熱

　新生児の**発熱の原因**として，脳室内出血や脱水による飢餓熱などもあります．しかしながら，新生児の高体温は自身の発熱よりも，不適切な環境温によるものが多いです（Auger et al., 2015）．低出生体重児では，からだが小さいため，環境温の影響が大きいです．環境温が高くならないよう，保育器の温度に十分注意する必要があります（草苅ほか，2010）.

　子どもの発熱は急激に上がり，急激に下がりやすいです．子どもの主な熱放散は，皮膚からの伝導性熱放散です．感染症などの発熱では，皮膚血管収縮が急激な体温上昇を起こすかもしれません．月齢6〜60カ月の子どもの発熱には，単純型熱性けいれんや複雑型熱性けいれんがあります．単純型熱性けいれんは1〜2分（15分以内）で繰り返しませんが，複雑型熱性けいれんは15分以上続き，24時間以内に繰り返します．熱性けいれんは中枢神経の感染ではなく，遺伝的な原因が大きいようです．日本人の子どもの8％にみられる常染色体のポリジーン遺伝が特徴的です．てんかんや非常に早産の子どもにおいても，熱性けいれんがみられることがあります．さまざまな感染症（中耳炎，喉頭炎，インフルエンザ，ヘルペス，サイトカインの上昇），予防接種，電解質異常，髄膜炎，脳炎なども発熱を起こします（Székely et al., 2018）.

4．乳幼児の体温の概日リズム

　ヒトでは，体温は昼間に高く，夜は低いという概日リズムがあります（第1章19項参照）．一般的に，概日リズムの堅牢さ（メリハリがあること）は，ヒトの健康維持に大切です．新生児集中治療室における計測で，妊娠35週で生まれた早産児の直腸温の概日リズムの振幅は非常に小さいことが明らかになりました（Glotzbach et al., 1995）．生後1カ月と3カ月の子どもを3日間自宅で計測した実験では，生後1カ月の子どもより3カ月の子どもで，夜間の直腸温が低下していました．生後3カ月の子どもの方が体温の概日リズムがしっかりしていると言えます．1〜3カ月という短い期間ですが，発達の程度で概日リズムに違いがあるようです（Glotzbach et al., 1994）．胎児の体温の概日リズムは，明らかになっていません．このように生後1カ月頃から既に体温の概日リズムがありますので，ヒトの体温は早くからリズムが生じると言えるでしょう．体温の概日リズムは乳幼児から幼児期，学童期にかけて振幅が増大し，思春期に最も振幅が大きくなり，その後，小さくなっていきます（松村，1997）.

　子どもの体温の概日リズムと「母子分離ストレス」に関する動物実験があります．母子分離ストレスとは，産まれた子どもを母親からある一定期間離して飼育

する心理的ストレスです．子どものサルに母親から10日間離す母子分離ストレスを与えると，体温の概日リズムの頂点位相が1〜1.5時間遅れました．この頂点位相の遅れは，母親と再会後に元に戻りました（Reite et al., 1982）．このように，心理的ストレスが子どもの体温の概日リズムの乱れに影響する可能性があります．

5．乳幼児の自律性体温調節

1）皮膚血管運動

ヒトは暑くも寒くもない環境下では，皮膚血管の収縮と拡張のみで体温を調節することができます．この環境温の範囲を温度中性域と呼びます．新生児の温度中性域は成人より高温側にあり，その範囲が狭いです．温度中性域を超える環境温下では，皮膚血管調節以外の調節系を動員して体温調節しなければなりません．後で述べるように，成人と比べ，新生児は体温調節が未発達な部分が多いため，環境温の変化により体温が変化しやすいと言えます（松村，1997）．

2）発　汗

汗を分泌する汗腺は，胎児期からみられます．解剖学的に汗腺をつくるもとになる組織である汗腺原基（実際に汗はかけない）の出現は，手掌と足底で胎生16週，腋窩では19週，一般体表面では22週前後と言われています．汗腺が分泌能力を持つようになる（能動化）のは，胎生後期から生後2年の間です．ヒトは，生後3年以内の環境条件で能動汗腺数が決まり，この時期に暑い環境下で育つと能動汗腺数は多くなります．そのため，2，3歳までは自然の暑さの中で育つほうが，高い発汗能力を獲得できるでしょう．しかし，近年，地球温暖化の影響を受けて日本でも厳しい暑さを経験しますから，高温下に長時間滞在することのないよう気をつけましょう．

乳幼児や子どもは成人より体表の単位面積あたり多くの汗をかきます．汗腺の能力は成人より劣りますが，汗腺密度が高いためです．睡眠中も成人より汗が出やすいです．このように，発汗が起きる環境下では，子どもは脱水症状を起こしやすいので水分補給が必要です．また，夏の運動には十分注意が必要です．

発汗には2種類あり，体温調節に寄与する温熱性発汗と，緊張した時などに手や脇の下にかく体温調節に寄与しない精神性発汗があります．もう1つ，辛いものを食べた時に起こる味覚性発汗を加えることもあります．精神性発汗が起こる時期は個人差がありますが，生後1〜3カ月には起こります．精神性発汗には大脳の発達が必要です（松村，1997）．

3）ふるえ・非ふるえ熱産生

寒い環境で，成人はふるえにより産熱し体温調節しますが，新生児期にふるえは起きません．その代わり，非ふるえ熱産生により体温調節します．新生児の非

ふるえ熱産生は，肩甲骨間，頚部，肋間，脊椎に分布する褐色脂肪組織で起こります（**図2-1-1**）．褐色脂肪とは，中性脂肪を貯蔵する白色脂肪と異なり，脱共役（直接的なエネルギーのもととなるATPをつくらない）熱産生する脂肪組織です（第1章49項参照）．低体温や寒冷刺激により，ノルアドレナリンが分泌され，褐色脂肪組織で熱産生が起きます．ふるえは脊髄温の低下によっても起きると言われていますが，脊髄周囲の褐色脂肪は脊髄温の低下を防いでいると考えられます．長らく褐色脂肪組織は新生児のみに存在すると考えられてきましたが，近年，成人でも類似した組織が発見され，寒冷時の熱産生など，その機能的意義が盛んに研究されています（永島ほか，2010）．

6．乳幼児の行動性体温調節

「暑くて不快」「寒くて不快」という快・不快感をきっかけに起こる行動性体温調節は，自律性体温調節と同様に大切です．胎児の羊水中に冷たい生理食塩水を注入したところ胎動が認められた報告から，胎児には温度感覚があると考えられます（仁志田，2018）．乳幼児は，環境温を不快に思っても訴えることができません．また衣服の調節，環境温の調節は本人ではなく，周囲の人たちが行う必要があります．赤ちゃんの夜泣きの原因は，部屋の環境温が高いこと，衣服の着せ過ぎ，寝具の掛け過ぎが原因であるという報告もあります（松村，1997）．新生児の行動性体温調節については十分な先行研究がありません．動物実験で，ウサギの新生児は，温度勾配を付けた装置の中で，安静時の体温と同程度の体温を保てる最適な場所を選ぶことができました．この研究から，ウサギは新生児期から行動性体温調節を行うと考えられます（Székely et al., 2018）．

東海地方の2〜6歳の幼児がいる家庭で室内温度環境と体温調節行動を調べたアンケート調査によると，幼児の約60％は床に座る起居様式であり，エアコンの使用時に床に近い方が環境温が低くなるため，母親よりも幼児は冷えやすい可能性が指摘されています．家族の中でエアコンの調節をしているのは，約70％は母親で，次に父親でした．つまり，母親の感覚が冷暖房の使用に大きく影響しています．乳幼児の1日の着替え回数は約3回であり，その理由の約90％は汗をかいた時，また，気温の変化に対して体温調整をする時でした．また，母親は，幼児が暑がりで汗かきであると回答しています．この回答は乳幼児の生理的特徴と一致しており，母親は乳幼児の特徴をよく理解しているといえるでしょう（有富ほか，2009）．新生児や乳幼児の**温熱的不快感**を察するのは，周囲の大人にとって難しいと思いますが，これらの点によく目を配ることが大切です（松村，1997）．

7．乳幼児の体温調節と衣服

　ある研究では，夏に環境温35℃の実験室で，乳幼児は素早く皮膚血管拡張を開始し，一緒に入った母親よりも高い皮膚温が保たれ，単位面積あたりの発汗量は母親の2倍でした．また，直腸温はずっと高いままになっていました．この実験から，乳幼児は皮膚血管と発汗による熱放散も増加しているにもかかわらず，直腸温を下げられないことがわかります．このように，暑熱時，乳幼児は温まりやすいので，からだの熱放散が促進されるような衣服を着用するのが望ましいです（永島ほか，2010）．

　冬に環境温25℃の実験室で，乳幼児の腹部皮膚温は母親よりも高く，手と腕の皮膚温は低くなっていました．その後，環境温15℃の実験室へ移動すると，乳幼児の手と足の皮膚温は母親よりも低下しました．この実験から，乳幼児は末梢の寒冷障害を起こしやすいことがわかります．寒冷時，乳幼児は衣服を増やすだけでなく，靴下や手袋により保温をすることが望ましいです（永島ほか，2010）．

　乳幼児突然死症候群（SIDS；sudden infant death syndrome）とは，何の予兆や既往歴もないまま乳幼児が死に至る，原因のわからない病気です．イギリスで行われた乳幼児突然死症候群と睡眠時の姿勢，寝具の関係を調べた研究では，対照群と比べ突然死群は，うつ伏せで寝る傾向があり，着衣が多く，一晩中暖房を使用していました．このような特徴は，生後70日以下の乳児で特にはっきりとみられました．生後70日以下の乳児において，部屋を暖めすぎること，うつ伏せで寝かすことは，乳幼児突然死症候群の高いリスクとなります（Fleming et al., 1990）．また，カナダで行われた乳幼児突然死症候群と環境温の関係を調べた研究では，最高気温29℃以上の日は20℃の日と比べ，2.78倍，乳幼児の突然死が発生していました．環境温が高いことが，乳幼児突然死症候群のリスクになる可能性があります（Auger et al., 2015）．このような研究から，乳児の周りの環境温を適切な範囲に保つこと，寝る姿勢に気をつけること，衣服を着せすぎないことが，乳幼児の突然死を防ぐために大切であると言えます．

8．子どもの体温調節と運動

　運動時には熱放散のために皮膚血流量を増大させなければならないため，からだの中心や活動筋への血流量が低下しやすいです．そのため，暑熱環境下の運動時にはパフォーマンスの低下が起きる可能性があります（松村，1997）．特に，暑熱環境下の持続的な運動には注意が必要です．

まとめ

①子どもの発熱は環境温，遺伝的要因，さまざまな感染症などで起きます．

②2，3歳までに暑熱環境で育つと汗腺が増え，発汗しやすいからだになります．

③子どもは汗をかきやすく脱水になりやすいので，水分補給が大切です．

④乳幼児は，寒冷時は手足の保温，睡眠時は環境温を適切に保ち，衣服を着せすぎないことが大切です．

⑤子どもの暑熱環境下での運動には注意が必要です．

文　献

Auger N, Fraser WD, Smargiassi A, et al.（2015）Ambient Heat and Sudden Infant Death: A Case-Crossover Study Spanning 30 Years in Montreal, Canada. Environ Health Perspect, 123: 712-716.

Fleming PJ, Gilbert R, Azaz Y, et al.（1990）Interaction between bedding and sleeping position in the sudden infant death syndrome: a population based case-control study. BMJ, 301: 85-89.

Glotzbach SF, Edgar DM, Ariagno RL（1995）Biological rhythmicity in preterm infants prior to discharge from neonatal intensive care. Pediatrics, 95: 231-237.

Glotzbach SF, Edgar DM, Boeddiker M, et al.（1994）Biological rhythmicity in normal infants during the first 3 months of life. Pediatrics, 94（4 Pt 1）: 482-488.

Reite M, Seiler C, Crowley TJ, et al.（1982）Circadian rhythm changes following maternal separation. Chronobiologia, 9: 1-11.

Székely M, Garai J（2018）Thermoregulation and age. Handb Clin Neurol, 156: 377-395.　doi: 10.1016/B978-0-444-63912-7.00023-0.

有富由香，堀越哲美（2009）幼児のいる家庭における夏季の室内温熱環境と居住者の体温調節行動に関する意識調査研究．日本生気象学会雑誌，46：13-25.

草苅倫子，蒲原孝（2010）新生児の発熱，低体温．産婦人科治療，100：788-792.

前田恵子，河本令子（1990）子どもの体温・脈拍の実態調査－長崎市内のY小学校を対象に－．長崎大学医療技術短期大学部紀要，3：87-93.

松村京子（1997）乳幼児・高齢者の体温調節．繊維機械学会誌（せんい），50（3）：143-148.

永島計，紫藤治，稲葉裕ほか編，彼末一之監修（2010）からだと温度の事典．pp66-68，pp233-235，pp532-534，朝倉書店.

仁志田博司（2018）新生児学入門第5版．p30，127，130，医学書院.

【内田有希】

2 加齢と体温調節機能の特徴

図2-2-1は，東京消防庁が発表
した，2019年（令和元年）の熱中症の
搬送者数をもとに，その年齢構成を示
したものです（東京消防庁ホームペー
ジ）．高齢者＞成人＞少年＞乳幼児の
順となっていますが，人口構成を加味
すると，高齢者の割合が極めて高く，
少年は成人と同様なレベルにあると推
測できます．熱中症の発症場所は，高
齢者は居宅での発症が多く，少年は公
園や学校などで多いとされています．

　思春期までの若年者および高齢者の
体温調節機能は，青年期（主に20-30

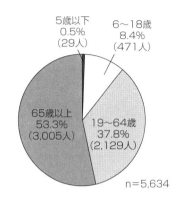

図 2-2-1　熱中症の搬送者数と年齢構成
（令和元年 6 月～ 9 月）
（東京消防庁ホームページ：https://www.
tfd.metro.tokyo.lg.jp/lfe/topics/202005/
heat.html）

歳代）の成人と比較して劣っていると考えられています．この理由として，子ど
もは体温調節機能が未発達であり，**高齢者**は劣化していると単純に説明されるこ
とが多いようです．ところが，本書にもある通り，体温調節はある1つのしくみ
で調節されるような一元的なものではないので，単純に機能の発達と劣化という
説明では不十分だと言えます．たとえば生活拠点の違い，代謝，生活のリズムな
どを考慮しながら，なぜ高齢者の体温調節能は青年期成人に比べて劣るのかを考
えていく必要があるでしょう．

1．暑熱への応答

　高齢者は青年期成人と比較して，暑熱や寒冷ストレスの影響を受けやすいこと
は，以前より報告されています（Pandolf, 1991）．しかし，それでも体温調節そ
のものが極端に劣っているわけではなく，必要な調節がはじまるまでの応答の時
間や，調節に要する時間が長いことが大きな原因と考えられています．すなわち，
温熱的な負荷が生じた場合，青年期成人と比較して，体温調節の効果器を有効に
動員するまでの時間がかかるため，体温の異常をきたしやすいと考えられます．
高齢者に共通する体温調節に影響を与える解剖学的特徴はありません．ただ，一
般的に筋肉量は少なく，基礎代謝量は低めである場合が多いと言えます．また，

からだの水分量（**細胞外液量**）が少ないため，体深部あるいは皮膚血管から皮膚表面への熱放散の効率は低下しています．

　高齢者の暑さに対する体温調節能は，個人の最大酸素摂取能（肺や心臓血管系の機能を反映し，運動習慣などに影響を受けるとされます）や心機能を大きく反映すると言われています．しかし，寒冷への応答にはあまり影響を与えません．

　高齢者は，暑熱曝露時や運動時の皮膚血流量が低下しています．一方，同じく体温調節能が低い子どもの場合，皮膚血流量が相対的に多いことからも，高齢者と子どもの体温調節は異なると言えます（発達と劣化という単純な変化としては表現ができない）．皮膚血流量は，細動脈の拡張や収縮能に大きく影響を受けます．高齢者には，加齢に伴い動脈硬化性の病変が多かれ少なかれ認められます．血管の動脈硬化性変化を与える疾患，たとえば高血圧や糖尿病は，皮膚血流増加に必須である細動脈レベルの血管の拡張能に制限をきたします．また，これらの疾患がコントロールされていたとしても，ある種の薬剤（交感神経遮断薬，利尿剤，コリン薬など）は血管調節の大きな制限因子となることが知られています．

　また，全身の血管の病変が顕在化していない（たとえば動脈硬化性の高血圧などが認められず，正常血圧を維持していたとしても），比較的健康な高齢者にも認められる皮膚血管の拡張能の低下による体温調節能の変化が報告されています．

　暑熱負荷による皮膚血管の拡張は，コリン作動性の交感神経，いわゆる**血管拡張神経**（active vasodilator）によって主に調節されています．血管拡張神経の活動により，最終的に一酸化窒素（NO）が産生され，皮膚血管は拡張します．高齢者においては，体温上昇に対する血管拡張神経の活動は低下していること，また同じ血管拡張神経の活動に対する血管拡張の程度も低下していることが報告されています（Charkoudian, 2003）．

　高齢者の体液量は減少しています．この理由は，口渇感の低下による水分摂取量低下，腎臓での水分再吸収能の低下などがあげられています．体液量の減少は，細胞外液，血液量の減少につながります．さらに，生活上の問題（トイレのアクセスが悪い，おむつなどで人の手をかけたくない）などで，自発的に脱水が維持されている場合も少なくないと考えられます．このため，暑熱曝露時や運動時の皮膚血管への血流分布が少なくなり，熱放散能の低下につながっていることが予想されます．また，脱水に伴う血漿浸透圧の上昇は，体温上昇時の皮膚血流量の増加反応の強い抑制因子であることが知られています．

　高齢者の**心肺機能**は青年期成人と比較して低下しています．これは，心疾患のない高齢者にも認められます．最も顕著な変化は，洞房結節（心拍数を決定する心筋のペースメーカー）機能の低下です．加齢による**最大心拍数**の減少は個人差が大きいのですが，最大心拍数は20歳前後でピークとなり（200/分前後），以後

減少していきます．運動習慣の有無にもよりますが，たとえば70歳の男性の平均的な最大心拍数は150／分前後に減少します．心臓の一回拍出量を仮に80 mLで同一と仮定すると，高齢者は青年期成人に比べて，最大心拍出量は1分間で4 L／分程度も低いことになります．このため，同じ仕事量の運動であっても高齢者にとっては，大きな負荷となり，皮膚への血液分布が制限されることになります．同時に貯熱量の増加となり，熱負荷の亢進の原因となります．

　高齢者の温熱性発汗（体温調節のための発汗）については，心肺機能に依存すると考えられています．このため高齢者においては若年者に比較して，暑熱曝露や運動時に発汗量が少ないことは一般的なことです．高齢者の発汗の特徴として，その絶対量の低下，次に体温上昇に対して発汗がはじまる閾値の上昇があります．能動汗腺数（実際に汗をかける汗腺の数，すべての汗孔から汗が出るわけではありません）自体が減少し，さらに，暑熱曝露や運動を行って体温が上昇しても，汗がなかなか出てこず，発汗がはじまっても，その量は少ないというわけです．また，個々の汗腺の発汗量の低下も寄与しています．この理由として，汗腺自体の加齢による変性，もしくは汗腺に分布する神経（末端からアセチルコリンを分泌する）の活動の低下や汗腺のアセチルコリンに対する感受性の低下が関与していると考えられています（Kenney et al., 1988）．他の特徴として，発汗量の低下が全身で一様ではなく部位差があることです．特に下肢の発汗量の低下が著しいのに対して，頭部の発汗量は青年期成人のレベルに保たれていると報告されています．

　高齢者の体温調節能の低下の理由に，暑さ寒さの感覚低下がよく述べられています．感覚の中でも，触覚に対する加齢による影響はよく知られています．高齢者の熱中症は主に居宅で発生しています．この際に，クーラーを用いていない（クーラーがそもそもない，あるいはONにしていなかったことの両方の理由があります）ことが大きな問題になっています．実際，ヨッローパの北部ではクーラーのない家が多く，熱波（32℃以上の気温が3日以上続く状態）の際には，多くの高齢者が犠牲になっています．しかし，日本ではヨーローッパに比較してはるかにクーラーの普及率は高いのですから，クーラーがないだけが理由なのかという疑問が提示されています．この理由として，高齢者で温度に対する感受性が低下していることが，原因として推測されています（Takeda et al., 2016）．

　高齢者においては，体温を調節する自律神経の応答，あるいは熱放散のための効果器そのものの機能が著しく低下していて，フィードフォワードシステムが十分にはたらいていない可能性がありあます．皮膚温の上昇や低下は，暑さや寒さとして意識にのぼります．青年期成人では，この温度感覚は，衣服を脱ぐ，扇風機を使う，部屋を出るなどの何らかの行動性体温調節を引き起こします．運動機能に障害があれば別の話ですが，環境温度上昇に対する皮膚レベルの**温度感受性**

の低下あるいは大きな変化も，高齢者の熱中症の病因になっていることが予想されます．実際，高齢者が季節に合わない衣服を選択しているのは，時々見かける光景です．高齢者は，深部体温の高低にかかわらず，全身の暖かさへの感覚が減弱しているとの報告もありますが，この温度感覚の減弱は，意識にのぼる温度感覚に限定されるのか，自律神経応答にもかかわる皮膚から中枢に至る感覚神経の温度受容の問題なのかは明らかではありません．温度感受性の変化が，クーラーをつけるという体温調節行動に影響を及ぼし，体温が熱中症に至るまで上昇してしまうというエビデンスは実は乏しいのです．

　では，高齢者の体温調節能の低下を予防し，あるいは少なくするにはどうすれば良いのでしょうか．他の機能と同様に**運動トレーニング**は大きな効果があると言われています．同一年齢で**運動習慣**の違いによる心肺機能の高いグループと低いグループで比較した研究（横断的研究）や運動の介入によって時間軸で比較した研究（縦断的研究）によって証明されています．このような効果は特に高齢者に限ったものではなく，青年期成人でも認められます．たとえば16週間にわたるウォーキングやジョギングのような有酸素的な運動トレーニング，あるいは筋肉トレーニングのようなレジスタンストレーニングは，皮膚血管拡張や発汗がはじまる体温を低くします（皮膚血管拡張あるいは発汗の閾値体温の低下と呼ばれます．すなわち運動による代謝の増加により体温が上昇しても，熱放散反応が直ちに起こり体温の上昇を最小に保つようはたらくのです）．さらに，青年期成人では，この熱放散反応の閾値体温の低下のみならず，運動や暑熱負荷をして体温が上昇した場合の皮膚血管の拡張や発汗量も増加することが報告されています．一方で，高齢者では，このような絶対的な皮膚血管の拡張能や発汗量に対するトレーニング効果は小さいと報告されています．この理由としてトレーニングによる血液量増加効果の差が大きく関係すると考えられています．高齢者では運動トレーニングを行っても血液量の増加の程度が若年者に比べて少ないのです．この理由は完全には明らかではありませんが，いくつかの要因が関係すると推測されています．1つは，運動後の飲水量の低下や継続する脱水です．次に，血液量の維持や運動トレーニング後の血液量増加にかかわる強力な因子である**血液アルブミン**の合成が，高齢者では低下していることです．実際，高齢者に有酸素的な運動トレーニングを行わせ，毎回の運動後に牛乳などのタンパクや炭水化物を摂取させてアルブミンの合成を刺激すると，血液量が増加するとともに，運動時の皮膚血流の増加や発汗量の増加が認められると報告されています（Okazaki et al., 2009）．

2．代謝や寒冷への応答

　青年期を過ぎると，ヒトの代謝量は低下しはじめます．これは活動量の低下に

大きく関与していると考えられています．また摂食後に代謝が増加する現象が知られていますが（食餌性熱産生），この代謝量は加齢と強い逆相関があると報告されています．このような代謝量の低下は，筋肉量の低下など体組成の変化とも関係し，耐寒能の低下につながります．特にふるえ熱産生（第1章10項参照）は，筋肉量に影響を受けます．

　PET（positron emission tomography，陽電子放射断層撮影）を用いた研究では，ヒトのからだでも白色脂肪以外に褐色脂肪様組織が存在することが明らかにされています．さらに，この組織は寒冷負荷で活性化し，PETによって検出されます．すなわち，この褐色脂肪様組織が寒冷応答に関与している可能性が示唆されています．実際，PETで褐色脂肪様組織が多く確認されたヒトほど熱産生能が高いことが確認されています．しかし，この組織の存在は，加齢とともに消失していくことが明らかになっています．

3．リズムと体温

　加齢はヒトの内的なリズムに影響を与えることが知られています（第1章19・20項参照）．これは，加齢とともに睡眠障害を持つヒトが多くなることからも明らかです．睡眠や体温のリズムにかかわるホルモンであるメラトニンも，加齢とともに減少します．睡眠のリズムについては**睡眠深度**と呼ばれる眠りの深さが浅くなることなどがみられます（徐波睡眠と呼ばれる，からだを揺すってもなかなか起きないレベルの睡眠状態が継続しない）．また，内的リズムをよく反映する体温のリズムは加齢とともに，その振幅が小さくなることが報告されています（**図2-2-2**）（Hood et al., 2017）．また，活動量によっても体温のリズムは影響を受けるため，加齢によって体温の振幅はより小さくなると考えられます．

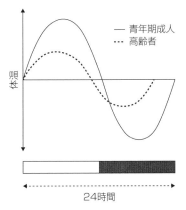

図2-2-2　体温のリズムと加齢による変化
（Hood et al., 2017 より改変）

まとめ

①高齢者は熱中症の被害者になりやすいです.

②高齢者の暑熱耐性は低く,血液量の低下,皮膚血管の拡張能の低下,発汗能の低下などが大きな原因となります.

③高齢者の暑さ感覚の低下が言われていますが,単純に,皮膚の温度感覚の低下のみでは説明が困難です.

④高齢者の熱中症の予防方法として,運動習慣の維持は重要ですが,青年期成人のような効果を期待することは難しいです.

⑤加齢に伴う睡眠リズムの変化も,体温に影響を及ぼす要因です.

文　献

Charkoudian N (2003) Skin blood flow in adult human thermoregulation: how it works, when it does not, and why. Mayo Clin Proc, 78: 603-612.

Hood S, Amir S (2017) The aging clock: circadian rhythms and later life. J Clin Invest, 127: 437-446.

Kenney WL, Fowler SR (1988) Methylcholine-activated eccrine sweat gland density and output as a function of age. J Appl Physiol (1985), 65: 1082-1086.

Okazaki K, Ichinose T, Mitono H, et al. (2009) Impact of protein and carbohydrate supplementation on plasma volume expansion and thermoregulatory adaptation by aerobic training in older men. J Appl Physiol (1985), 107: 725-733.

Pandolf KB (1991) Aging and heat tolerance at rest or during work. Exp Aging Res, 17: 189-204.

Takeda R, Imai D, Suzuki A, et al. (2016) Lower thermal sensation in normothermic and mildly hyperthermic older adults. Eur J Appl Physiol, 116: 975-984.

東京消防庁ホームページ:https://www.tfd.metro.tokyo.lg.jp/lfe/topics/202005/heat.html.

【永島　計】

3　女性の体温調節機能の特徴

　男性と女性は骨格や身体構造の違いなど，解剖学的に異なることはよく知られていますが，体温調節機能においても男性と女性は大きく異なります．その違いを生む大きな要因として，性ホルモンの存在があります（第1章24項参照）．女性では，2種類の女性ホルモンである**エストロゲン**と**プロゲステロン**の体温調節機能への影響があります．女性は，初経，妊娠，出産，更年期，閉経といった各期間において女性ホルモンの分泌量が変動するため，女性ホルモンが体温調節機能に与える影響も各期間において異なります．また，気温などの外的環境によっても異なる体温調節反応を示します．本項では，さまざまな内的・外的環境における女性特有の体温調節機能の特徴について解説します．

1．女性の体温とは

　女性は妊娠・出産を目的とした生殖機能を有しており，性成熟期の健康な女性において正常な場合，1カ月前後の性周期の中で排卵が起こります．自分自身の性周期を自ら把握する方法の1つに，**基礎体温**があります．基礎体温とは安静状態の体温のことであり，一般的には起床時に舌下で測定される体温を指します．**図2-3-1**に健康な女性の典型的な性周期1サイクルの基礎体温推移を示します（永島，2019）．女性の基礎体温は，性周期の1サイクルの中で月経から排卵前は低温期，排卵後から次の月経までに低温期よりも0.3〜0.5℃程度高い高温期，という二相性の体温リズムになります．

　低温期は月経期と卵胞期を含み，血中のエストロゲンとプロゲステロン濃度は低い状態となります．卵胞期の後半にエストロゲン濃度が上昇して排卵が起こります．排卵後はエストロゲンとプロゲステロンの血中濃度が高くなり，体温が上昇します．排卵が起こらない場合，排卵後の体温上昇がみられず一相性の

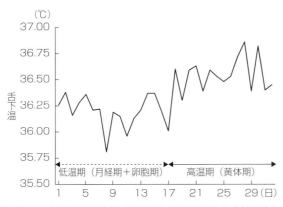

図2-3-1　毎日の基礎体温（舌下温）測定からみた女性の性周期
（永島，2019）

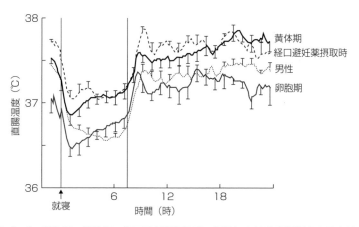

図2-3-2　卵胞期，黄体期，経口避妊薬摂取時，男性における直腸温度の日内リズム
(Baker et al., 2001 より改変)
黄体期は卵胞期よりも1日を通して高い直腸温度を示しており，その差は就寝中に顕著です．

基礎体温になるため，基礎体温を測ることで排卵の有無といった卵巣機能を間接的に知ることができます．なお，妊娠に伴ってプロゲステロンの産生が継続することで妊娠初期まで高温期が続き，その後出産まで徐々に体温が低下するため，妊娠・出産においても基礎体温は変動を伴います．

このように通常，1カ月前後で女性ホルモンの変化に伴う体温の変動がみられますが，起床時に舌下で測定した基礎体温でなくても，高温期は低温期よりも1日を通して深部体温が高いことが知られており，安静状態である就寝中は特にその差が顕著にみられます（**図2-3-2**）（Baker et al., 2001）．一般的には起床時に舌下での体温測定が推奨されていますが，近年では就寝中の基礎体温を測定するウェアラブルタイプの体温測定デバイスも開発されており，より手軽に基礎体温を測定できるようになっています．

2．更年期・閉経と体温

45〜50歳頃になると排卵が起こらなくなることで二相性の基礎体温リズムがみられなくなり，生殖機能が停止する閉経を迎えます．閉経の前後5年を合わせた10年間は**更年期**と呼ばれ，エストロゲンの分泌量が低下します．更年期には更年期障害と呼ばれる身体的，精神的な不調が起こり，代表的症状として**ホットフラッシュ**がみられます．一部の女性においては外科的な卵巣摘出や，乳がん患者に対する化学療法による早期閉経においても起こります（Chakravarti et al., 1977；Chang et al., 2016）．ホットフラッシュは急な環境温度の変化や，ストレス，カフェインや温かい飲み物などにより誘発されて昼夜を問わず起こり（Sturdee et al., 2017），一過的な皮膚血管拡張や発汗，ほてり，のぼせ，動悸といった症状がみられます．また末梢血管への影響だけでなく，発症後に一過的な深部体温

低下もみられます（Freedman, 1998）．

　実験動物を用いた研究から，血中エストロゲン濃度の低下により，性ホルモン分泌にかかわる間脳の視床下部内の弓状核の形態が変化します（Sandoval-Guzmán et al., 2004）．さらには弓状核から体温調節に深くかかわる視床下部内の視索前野への神経投射がみられることから，エストロゲンが中枢を介して体温調節機能に影響を及ぼしていることが考えられます（Mittelman-Smith et al., 2012）．先に述べた閉経前後の女性に突然発症するホットフラッシュは，QOL（quality of life，生活の質）を低下させる大きな要因ですが，発症の原因については未だ解明されていません．ヒトにおいては，エストロゲン補充により症状が緩和されることから，発症の原因として血中エストロゲン濃度の低下が大きくかかわっていると考えられます．しかし，長期的なエストロゲン補充は乳がんなどのリスクをもたらすことも問題となっています．体温への影響以外にも，女性は閉経期を境に心疾患が急激に増加することを示したフラミンガム研究は有名です（Kannel et al., 1976）．この原因としては脂質代謝にエストロゲンがかかわっていること（Brüning et al., 2003），血管拡張作用に直接かかわる一酸化窒素（NO）の産生にエストロゲンは強い影響を与えるためであると考えられます（Ohmichi et al., 2003）．

3．寒冷時の女性の体温調節

　女性ホルモン分泌量の変動という内的環境の変化に伴って女性の体温も変化しますが，低温期，高温期それぞれの期間において，気温など外的環境に対する体温調節反応の違いがみられます．深部体温は熱放散と熱産生のバランスにより決定されます．寒冷環境においては，皮膚血管収縮による熱放散の抑制と，骨格筋でのふるえ熱産生や，褐色脂肪組織における非ふるえ熱産生による熱産生量の増大がみられます．

　Matsuda-Nakamuraらの研究（2015）によると，健康な成人女性に対して，卵胞期（低温期）と黄体期（高温期）それぞれにおいて，実験室内の気温を暑くも寒くもない通常環境（29.0℃）から寒冷環境（23.5℃）に低下する条件に曝露したところ，寒冷環境では通常環境と同様に黄体期の深部体温は卵胞期よりも高かったのです（図2-3-3）．この間の皮膚血流量（熱放散量）や代謝量（熱産生量）においても卵胞期と黄体期で差は認められませんでした．寒冷環境において卵胞期と黄体期の間に深部体温の差がみられた一方，環境温度に対する寒さ感覚や，不快感には影響は認められなかったことも示されています．

　実験動物であるラットを用いた研究において，Uchidaらがエストラジオール（エストロゲンの中で最も生理活性の高いホルモン）を体温調節中枢である間脳の視床下部に局所的に投与することで，寒冷刺激（10℃）を受けた際に，エスト

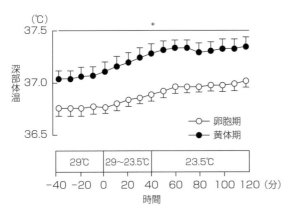

図2-3-3　29〜23.5℃までの段階的寒冷曝露中の深部体温の変化
（Matsuda-Nakamura et al., 2015 より改変）
深部体温は胃の中に飲み込んだ温度センサーにより測定しています．測定は基礎体温より推定した卵胞期，黄体期に行っています．＊は卵胞期と黄体期の深部体温の有意差を示しています．

ラジオールを投与していないラットよりも深部体温を高く維持できることを報告しています（Uchida et al., 2010）．この時，非ふるえ熱産生にかかわる褐色脂肪組織の熱産生反応が高いことも示されています．

寒冷時の体温調節機能を調べるためには上述した全身への寒冷曝露のほかに，手や足といった末梢を氷水に浸した際の皮膚温度を測定することで，局所の耐寒性を評価する実験があります．手足を氷水に浸した後，皮膚温度は急激に低下して痛みが生じますが，数分から10分程度経過すると，動静脈吻合（AVA）が拡張することで皮膚温度が上昇して痛みが和らぐ反応がみられます．寒冷刺激を行った局所の血管が拡張することから，**寒冷血管拡張反応**と呼ばれています．浸漬中の平均皮膚温度や最大皮膚温度が高いことや，最初の血管拡張時の皮膚温度が高く，その温度に達するまでの時間が速い場合に，局所耐寒性が高い（寒さに強い）と評価されます．若年女性の黄体期は卵胞期よりも局所耐寒性が高く（菅原ほか，2004），寒冷環境における女性ホルモンによる影響は全身だけでなく局所・末梢においても確認されています．実験動物とヒトという対象の差や，寒冷刺激の設定温度や刺激部位などの条件の違いはありますが，女性ホルモンが寒冷環境において体温調節反応に及ぼす影響が認められます．

4．暑熱時の女性の体温調節

暑熱環境においても女性ホルモンによる体温調節反応の違いがみられます．暑熱環境における自律性体温調節反応としては，発汗や皮膚血管拡張による熱放散の促進と，熱産生量の減弱が起こります．熱放散反応に寄与する発汗については，黄体期と卵胞期で差はないと言われています．同じく熱放散反応に寄与する皮膚血管拡張に対しては，エストラジオールの関与が知られています．エストラジオールが血管内皮細胞に作用することで，一酸化窒素合成酵素に作用し，血管拡張作用を持つ一酸化窒素の産生が促進される「メカニズム」が考えられています．

健康な成人女性に対して，卵胞期と黄体期それぞれにおいて，通常環境（室温24℃，湿度45%）で運動を行った際には直腸温度が卵胞期と黄体期で差がなかった一方で，高温多湿環境（室温32℃，湿度60%）で運動を行った際には，黄体期

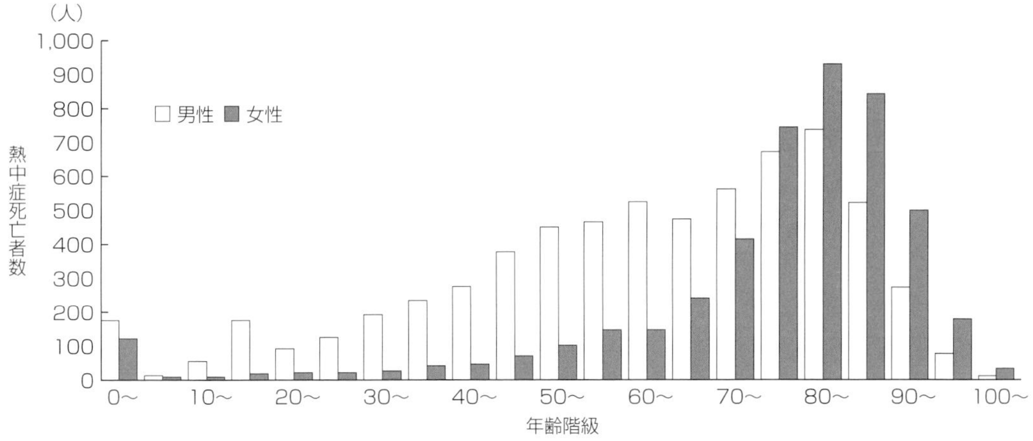

図 2-3-4　性別，年齢階級別の熱中症死亡者数（1968 ～ 2012 年累計）
（環境省：熱中症予防情報サイト：https://www.wbgt.env.go.jp/pdf/envman/1-3.pdf.）

の直腸温度が卵胞期と比較して有意に高かったことが示されています（Janse et al., 2012）．また，運動時の主観的な負担度を評価するRPE（ratings of perceived exertion，主観的運動強度）は，高温多湿環境で運動を行うことで，卵胞期よりも黄体期で有意に高いと報告されています（Janse et al., 2012）．つまり暑熱環境で同程度の運動を行った際には卵胞期よりも黄体期で体温が上がりやすく（熱に弱く），さらに主観的にも疲れやすいと言えます．

実験動物のラットを用いた研究においては，エストラジオールの分泌量が少ないラットよりも，エストラジオールを投与したラットにおいて，38℃の暑熱環境に曝露した際の深部体温が低く（Baker et al., 1994），これには，唾液塗布と呼ばれる唾液の分泌亢進と頚部，体幹の毛への塗布行動よりなる蒸散性熱放散量が関与していると言われています．また更年期女性では，エストロゲン補充により運動時の深部体温が上昇し難いとの報告もあるため（Tankersley et al., 1992），エストロゲンの分泌量が多い若年女性の方が，閉経前後の女性よりも暑さに強いことが予想されます．

図2-3-4は性別，年齢階級別の熱中症死亡者数を示しています（環境省：熱中症予防情報サイト）．男女ともに高齢になるにつれてリスクが増大することがわかりますが，高齢者では男性よりも女性で死亡者が多くなります．高齢女性における熱中症リスク増大の要因は現在まで詳細には調べられてはいませんが，閉経によるエストロゲン分泌量低下がもたらす暑さへの耐性の低下があげられるかもしれません．しかし，単に加齢がもたらす体温調節機能の低下（第2章2項参照）が関与していることも考えられます．

まとめ

①女性は，若年期では性周期に伴う体温変動がみられ，閉経前後においても体温調節反応に変動がみられます．

②女性ホルモンは，寒冷・暑熱環境における体温調節反応を変化させます．

③女性ホルモンの一種であるエストラジオールは，中枢，末梢に作用することで体温調節反応に影響を及ぼします．

文　献

Baker FC, Waner JI, Vieira EF, et al.（2001）Sleep and 24 hour body temperatures: a comparison in young men, naturally cycling women and women taking hormonal contraceptives. J Physiol, 530（Pt3）, 565-574.

Baker MA, Dawson DD, Peters CE, et al.（1994）Effects of estrogen on thermoregulatory evaporation in rats exposed to heat. Am J Physiol, 267（3 Pt 2）: R673-R677.

Brüning JC, Lingohr P, Gillette J, et al.（2003）Estrogen receptor-alpha and Sp1 interact in the induction of the low density lipoprotein-receptor. J Steroid Biochem Mol Biol, 86: 113-121.

Chakravarti S, Collins WP, Newton JR, et al.（1977）Endocrine changes and symptomatology after oophorectomy in premenopausal women. Br J Obstet Gynaecol, 84: 769-775.

Chang HY, Jotwani AC, Lai YH, et al.（2016）Hot flashes in breast cancer survivors: Frequency, severity and impact. Breast, 27: 116-121.

Freedman RR（1998）Biochemical, metabolic, and vascular mechanisms in menopausal hot flashes. Fertil Steril, 70: 332-337.

Janse DE Jonge XA, Thompson MW, Chuter VH, et al.（2012）Exercise performance over the menstrual cycle in temperate and hot, humid conditions. Med Sci Sports Exerc, 44: 2190-2198.

Kannel WB, Hjortland MC, McNamara PM, et al.（1976）Menopause and risk of cardiovascular disease: the Framingham study. Ann Intern Med, 85: 447-452.

Matsuda-Nakamura M, Yasuhara S, Nagashima K（2015）Effect of menstrual cycle on thermal perception and autonomic thermoregulatory responses during mild cold exposure. J Physiol Sci, 6: 339-347.

Mittelman-Smith MA, Williams H, Krajewski-Hall SJ, et al.（2012）Role for kisspeptin/neurokinin B/dynorphin（KNDy）neurons in cutaneous vasodilatation and the estrogen modulation of body temperature.Proc Natl Acad Sci USA, 109: 1984619851.

Ohmichi M, Kanda Y, Hisamoto, K et al.（2003）Rapid changes of flow-mediated dilatation after surgical menopause. Maturitas, 44: 125-131.

Sandoval-Guzmán T, Stalcup ST, Krajewski SJ, et al.（2004）Effects of ovariectomy on the neuroendocrine axes regulating reproduction and energy balance in young cynomolgus macaques. J Neuroendocrinol, 16: 146-153.

Sturdee DW, Hunter MS, Maki PM, et al.（2017）The menopausal hot flush: a review. Climacteric, 20: 296-305.

Tankersley CG, Nicholas WC, Deaver DR, et al.（1992）Estrogen replacement in middle-aged women: thermoregulatory responses to exercise in the heat. J Appl Physiol（1985）, 73: 1238-1245.

Uchida Y, Tokizawa K, Nakamura M, et al.（2010）Estrogen in the medial preoptic nucleus of the hypothalamus modulates cold responses in female rats. Brain Res, 1339: 49-59.

環境省：熱中症予防情報サイト．https://www.wbgt.env.go.jp/pdf/envman/1-3.pdf.

永島計（2019）女性と体温．体育の科学，69：133-137.

菅原正志，向井友季子，田井村明博（2004）若年女性の運動トレーニングが寒冷血管拡張反応に及ぼす影響．体力科学，53：293-299.

【丸井朱里】

4 環境（外界）で変化する体温調節機能

　ヒトは地球上のさまざまな場所と気候のもとに暮らし，同じ場所でも1日や1年という単位で気候は変化します．さらに地球の歴史上大きな気候変動は繰り返されてきました．ヒト以外の動物の多くは生存に適した環境に留まって生息し（または適するように進化した），環境が大きく変わってしまうと淘汰されてしまう場合もあります．環境温度は生存を脅かす大きな環境因子の1つですので，体温調節機能は急激な環境温度の変化に対する短時間の反応と併せて，その場しのぎではない長期的な適応も求められます．たとえば，急激な暑さに対して大量の汗をかくことは，深部体温を過度に上昇させないために効果的な反応ですが，体水分が減少することはデメリットであり，体液調節のために失った水分と電解質を確保し補給しなければなりません．したがって，暑さが長期間に渡る場合には，汗に含まれる電解質を減らしたり，汗の量を抑える代わりに**皮膚血流量**を増やしたり，代謝量を減らすといった適応がみられます．このような**暑熱順化**あるいは馴化と呼ばれる現象と**寒冷順化**について，環境に応じて変化する体温調節機能についてみていきたいと思います．

1．日常生活で暑熱順化は起こるか？

　日本においては，例年，梅雨明け後に急激に気温が高い日が続き，熱中症患者が急増します．しかし，その後に同じ程度の暑い日が続いても，熱中症患者は増え続けることはなく，むしろ減少していきます．これは暑さへの馴れが起きたためと考えられます（暑熱順化については，第1章39項も参照）．実際に四季で体温調節機能が変化するのかを調べた研究があります（Inoue et al., 1995）．暑熱環境下で42℃のお湯に膝から下を浸し，その時の発汗反応を同一被験者で調べると，夏にはほかの季節と比べて強いことがわかります（**図2-4-1**）．さらに，汗に含まれる**ナトリウム濃度**は夏に低くなります．この研究は1980年代後半に神戸で行われた研究で，当時の最高気温の平均は30℃をやや上回るくらいでした．ちなみに最高気温が30℃を下回るようなカナダの地域で行われた研究では，夏の期間に暑熱順化の現象はみられません（Bain et al., 2011）．それから30年たった今現在，地球規模で温暖化は進んでおり，暑熱順化がより起こりやすい環境となっているのでしょうか？　ここ数年の熱中症患者の増加数をみる限り，暑さに強くなるほどの順化が起きているとは考え難いです．外気の温度は上がる一方で，

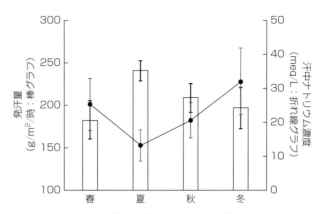

図2-4-1　足湯を行った時の発汗量および汗中ナトリウム濃度 (Inoue et al., 1995 より改変)

エアコンを取り付ける家庭は増えて，冷房設備は公共エリアでも進んでいます．では，どのような要因で暑熱順化が引き起こされるのでしょうか．

2．短期的 vs. 長期的

　地球温暖化が問題視される前から，暑熱順化は注目された研究対象でした．上記のような日常生活での研究もありますが，多くは人工環境室を用いて室温と湿度をコントロールして行われています．またその多くは暑熱曝露だけでなく，運動も負荷して行われています．本項では「環境（外界）」が軸となっており，運動という内因性の影響は本来含まれませんが，暑熱順化の「メカニズム」の多くは「暑熱＋運動」の手法で解明されていることから，その区別なく解説したいと思います．

　まず，暑熱順化で特徴的なことは，短期的な適応と長期的な適応とに分けられることです．冒頭でも述べましたが，体温調節機能はほかの調節系との兼ね合いがあるため，深部体温の過度な上昇を防ぐことだけを優先させることはできません．したがって，1〜2週間程度で起こる短期的暑熱順化では，汗をたくさんかけるようになったり，汗をかきはじめるタイミングが早くなったりしますが，数カ月で起こる長期的暑熱順化では，反対に汗の量は減り，汗のかきはじめは遅くなります．その代わりに，皮膚血管の拡張を促して熱放散を増やしたり，代謝量を抑えて熱産生を下げたりして対応することになります．このような短期と長期の適応は，おそらくつながった現象であると考えられますが，長期的暑熱順化の実験を行うことの困難さから，その詳細は明らかではありません．

3．短期的暑熱順化

　短期的暑熱順化は，環境温度40℃以上で1〜2時間，中強度以上の運動を毎日行うと，1週間程度で明らかな発汗量や皮膚血流量の増大，**発汗**がはじまる深部

体温の上昇レベルの低下（早く汗をかきはじめる）といった体温調節機能の変化がみられます．このような熱放散反応の増進によって，深部体温の上昇が抑制されたり，運動パフォーマンスが改善したりと，一過性の暑熱負荷への耐性が高まります．また，汗に含まれるナトリウムなどの濃度が低下し，電解質が失われる程度が和らぐことに加え，皮膚における汗の蒸散性が高まります．「ベトベト」した汗から「さらさら」の汗へと変化することで，汗が気化しやすくなるのです．このような体温調節機能の改善は，運動を行わず暑熱環境にいるだけであったり，運動を涼しい環境で行ったりすると，改善効果は小さくなります．ちなみに，毎日暑熱下運動を行わず，2日に1回の頻度になると2倍の2週間かかります．

　暑熱順化を促す刺激の根源は2つあります．1つ目は深部体温（特に脳温）が上がることです．暑熱下運動は暑熱曝露のみや涼環境での運動と比べて，より深部体温が上昇することから暑熱順化が効果的になるのです．2つ目は皮膚温の上昇です．たとえば，実験的工夫により皮膚温を上げないまま深部体温を上げても，暑熱順化はうまく起こりません．反対に，深部体温を上げないようにして，からだのある部分だけを加温して汗をかかせることを数日間繰り返すと，その部分の発汗機能が改善します．このような非日常的とも思われる実験からわかることは，暑熱順化には中枢性と末梢性の両方の「メカニズム」がかかわるということです．さらに，暑熱順化の効果を最大化させるためには，暑熱下運動で深部体温をしっかり上げ，さらに40℃以上の温浴等で皮膚にも刺激を加えることが重要になるということです．環境温度40℃で運動を行っても，皮膚温は汗により40℃以下になる部位が多いため，お湯で直接的に温めることで十分な刺激を加えます．最近の研究で報告されているアスリートへの暑熱順化プロトコルに応用されています．しかし，中枢性と末梢性の「メカニズム」の詳細については，今後の研究が期待されます．

4．暑熱順化で発汗量が増える部位は？

　次いで長期的暑熱順化をみていく前に，短期と長期の間に位置する体温調節機能の変化を**図2-4-2**に示しました（Höfler, 1968）．からだの中で汗をかく量は部位によって異なりますが，暑熱順化でそれは変化するのでしょうか？　順化前，体幹部の発汗量は全体の半分以上を占めます．体幹部は体表面積が大きいことも関係していますが，単位面積当たりでは頭部，特に前額部の発汗量が多いです．それから35日間の暑熱順化の後，大きく変わる部位は四肢です．体幹部と頭部の発汗量はそれほど変わらないのに対して，上肢と下肢はそれぞれ3倍近く量が増え，暑熱順化による発汗量の増加の大部分を占めます．頭部と体幹部は，守られるべき脳と内臓がある部分でもともと汗の量が多いのですが，その部分の発汗を増やすより，熱放散に適した四肢の発汗を選択的に増加させていったと考

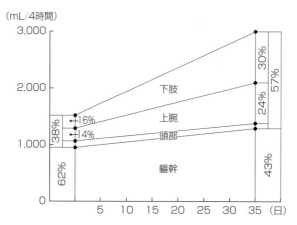

図2-4-2　暑熱環境下で生活し，毎日4回の運動を行って獲得した暑熱順化により，発汗量が増加する部位
（Höfler，1968より改変）

えられます．

5．長期的暑熱順化

　長期的暑熱順化の特徴については，熱帯地域の住人を対象として研究が行われています（Kuno, 1956）．汗腺は，形態的には汗腺の構造を持ちながら発汗することができない汗腺と，発汗することができる「能動汗腺」に分けられますが，第1章の**図1-45**はさまざまな民族や移住者の能動汗腺の数を調べた研究です．まず，寒冷地域に住むヒトと比べて温帯地域（日本）に住むヒトの能動汗腺が多いこと，さらに熱帯地域に住むヒトの方が多いことがわかります．そして，日本人が熱帯地域へ移住した場合，その地域に大人になって熱帯の暑さに馴れたとしても，能動汗腺は増えません．しかし，その2世となると，生まれた時から熱帯にいることで能動汗腺数は増えます．このことから，生後3年以内にいる環境が能動汗腺数を決定すると考えられます．能動汗腺数が多いと発汗量の総量が増えることになりますが，長期的暑熱順化を獲得したヒトは，一過性の暑熱曝露に対する発汗量は少ないことがわかっています．つまり，かなり余力を残すのです．汗に含まれる電解質の濃度が低いことは，短期的暑熱順化の場合と同じです．発汗が少ない代わりに，皮膚血流を増加させて熱放散を促します．また熱帯住民は基礎代謝量が低いことも，過度に深部体温が上がらないことに有利にはたらきます．体格についても，身長はさほど高くなく，体幹部に比べて四肢が長いことが，熱放散を有利にします．

6．寒冷順化

　寒冷地域の民族の体格は，熱帯や温帯地域の民族よりからだが大きく，四肢はやや短く，皮下脂肪が多いことが知られています．これは体重あたりの体表面積

が小さくなり，熱放散が抑えられ，寒冷環境下では深部体温を保持することに有利にはたらきます．生理学的な機能の変化として，寒冷地域の原住民を対象とした研究から次のことがわかっています．1つは代謝量の増大で，エスキモーの基礎代謝量は白人と比べて1～2割ほど高く，寒冷曝露によって増大する代謝量も多いことが報告されています．一方で，アボリジニーとブッシュマンは，衣服を身に着けず，家屋に住む習慣がなく，氷点下近い気温の中で地べたに平気で寝ることができます．この時彼らは代謝量を上げることがほとんどありません．白人が同環境で寝ると，強いふるえにより代謝量は上がり，眠りにつくことができません．アボリジニーとブッシュマンは，代わりに皮膚温を大きく低下させて熱放散を抑制させますが，深部体温はやや低下していることから，低体温への馴れが生じていたものと考えられます．エネルギー節約のために，ある程度の深部体温の低下を許容しているのです．

7．褐色脂肪の変化

　近年，ヒトにおいても**褐色脂肪**の活動定量化が可能となり，寒冷順化による変化が明らかとなりつつあります．寒冷環境において深部体温を維持するためにまず起こることは皮膚血流量の低下であり，その熱放散抑制で間に合わない場合には，主にふるえと褐色脂肪による熱産生が起きます．ふるえは，骨格筋の屈筋と伸筋が同時に収縮および弛緩し，そのエネルギーはすべて熱になります．しかし，ふるえは熱放散も促してしまうため効率が悪く，行動を制限してしまうデメリットもあります．したがって，寒冷順化が起こるとふるえが起こるタイミングは遅くなり，代わって褐色脂肪などの熱産生が大きくなります．1日に2時間，10℃の水循環スーツを着用して寒冷順化を行うと，4週間（5日／週）で褐色脂肪組織は1.5倍に増量し，2倍近くの代謝量の増加が確認されています（Blondin et al., 2014）．

まとめ

①環境温への適応は，暑熱および寒冷に対して特有な体温調節機能の変化が起きます．

②日常生活で四季への適応も起こりますが，暑熱順化は運動トレーニングや温浴を行うことで，より大きな効果が表れます．

③短期的（数週間）な暑熱順化では，発汗量の増加や汗中ナトリウム濃度の低下が引き起こされます．

④長期的（数カ月）な暑熱順化では，全身の発汗量は抑制されるが四肢の発汗は増加し，皮膚血流量の増加によって熱放散が亢進します．

⑤寒冷順化は，さまざまなタイプがあるものの，褐色脂肪の増加による代謝亢進，皮膚血流量の抑制，低体温への馴れによって引き起こされます．

文　献

Bain AR, Jay O（2011）Does summer in a humid continental climate elicit an acclimatization of human thermoregulatory responses? Eur J Appl Physiol, 111: 1197–1205.

Blondin DP, Labbé SM, Tingelstad HC, et al.（2014）Increased brown adipose tissue oxidative capacity in cold-acclimated humans. J Clin Endocrinol Metab, 99: E438–E446.

Höfler W（1968）Changes in regional distribution of sweating during acclimatization to heat. J Appl Physiol, 25: 503–506.

Inoue Y, Nakao M, Okudaira S, et al.（1995）Seasonal variation in sweating responses of older and younger men. Eur J Appl Physiol Occup Physiol, 70: 6–12.

Kuno Y（1956）Human perspiration. Thomas.

【時澤　健】

5　自分の感覚（快・不快）と行動性体温調節機能

　恒温動物の体温調節は，自律性体温調節と行動性体温調節に分類されます．変温動物を含むほぼすべての動物が体温調節を行いますが，自律性体温調節を行うのは鳥類，哺乳類の恒温動物に限られます．自律性体温調節は，からだの熱産生や環境への熱放散によって体温の恒常性の維持を可能にします．寒冷刺激は，筋肉の短周期の収縮によるふるえ熱産生，褐色脂肪などで非ふるえ熱産生を行います．皮膚血管の拡張や収縮により，からだの中心（コア）から皮膚，皮膚から環境への熱交換を調節します．発汗は皮膚から環境への熱放散を促します．このように，自律性体温調節は，恒温動物にとって体温調節のキープレーヤーであり，急な環境変化での生存，長時間の高強度運動を可能にします．

　一方，行動性体温調節は，自律性体温調節に対して補助的な役割しかないと述べている研究者もいます（Werner, 2010）．研究面においても，自律性体温調節については，脳から**体温調節の効果器**（熱放散や熱産生に直接かかわる臓器や組織，たとえば汗腺など）に至る生理解剖学的，生化学的解析により多くの知見が得られています．しかし，行動性体温調節については未だ十分な知見が得られておらず，単純な行動学的，生理心理学的観察や解析にとどまっている部分が多いのです．

　本項では，「行動性体温調節のメカニズム」，特に，この体温調節にかかわる「温度受容のメカニズム」についての現在の知識，今後の研究の展開に重要になる知識をまとめていきます．

1．温度感覚と行動性体温調節

　行動性体温調節は最適なからだの熱バランス維持のための，現在の**環境からの逃避**とよりよい**環境の探索**を基本とします．動物では営巣やからだを寄せ合うハドリング，ヒトでは住居の建設なども含まれます．ヒトに特徴的であり，かつ短時間で観察される行動性体温調節は，衣服の着脱や空調の使用です．行動性体温調節のメリットは，至適な環境を一旦得ることができれば，自律性体温調節に必要なエネルギー（熱産生），水（発汗），血液の再分布（皮膚血管拡張）は最小となり，生存にとって大きな利点となることです．たとえば，私たちがすぐエアコンをつけようとする行動は，自分のエネルギーを使わず体温調節を行うという意味では非常に理にかなったものと言えます．しかしながら，**空調**は，私たちの自

律性体温調節に比較して，より多くのエネルギーを必要とすることに間違いありません．

　ヒトの行動性体温調節で興味深いのは，からだからの温度入力のみに依存しないことです．たとえば，私たちは外出前に快適な部屋の中で天気予報などの環境情報を入手し，適切な衣服を選んで外出します．あるいは，涼しげな風鈴の音や，衣服の色彩で暑さを和らげる工夫をしたりもします．しかし，一般的に行動性体温調節を起こす主役は，からだの温度情報であることには間違いありません．体表の温度センサーは体深部から皮膚に至るまで全身に分布しています．しかし，ヒトでは着衣のため顔や手など一部が環境へ露出しているにすぎませんし，動物では体表の大部分が毛皮で覆われています．このため，体表の温度センサーの分布は大きく異なっています．単純に一般的な生物学的研究手法を用いて，局所皮膚の温度感受性やその「分子メカニズム」を調べて，温度受容の機序の全容がわかったとは言い難いのです．皮膚表面の温度が仮に同じであったとしても，それらの温度感受性には部位差があると報告されています（Nakamura et al., 2006）．すなわち，同じ温度刺激を行っても，皮膚の場所により熱さや冷たさの感覚は大きく異なるということです．行動性体温調節にかかわる温度情報は主に四肢末端からのものが大きく，自律性体温調節とは異なることも報告されています．

2．温度感覚の分類と評価方法

　温度感覚は，大きく**狭義の温度感覚**（客観的な温冷感覚）と**温熱的快不快感**（主観的温度感覚）に分類されています．ヒトでの行動性体温調節は，主に温熱的快不快感がトリガーになると予想されています．しかし，動物実験では，意識外でのコントロールにかかわる間脳の視床下部の特定ニューロンの刺激によっても行動性体温調節（寒冷や暑熱からの逃避行動）が起こることが示されています．

　意識にのぼる温度感覚の評価方法として，初期の研究では，皮膚の温点や冷点の同定が行われていました．温めたり，冷やしたりした細い金属棒を用いて皮膚を刺激し，温冷感の有無や強さを評価します．この方法によって，冷点は温点より多いことがみつかりました．また，冷点は顔で多くみられ，体幹や手の温点の密度は少ないとわかりました．しかし，これら温冷点の分布の違いが，体表での温度感受性の違いを反映しているとは言い難いのです．

　温度感受性TRPチャネル（temperature-sensitive transient receptor potential channels）は狭義の温度感覚の「分子メカニズム」の本態であると考えられています（第1章14項参照）．温度感受性TRPチャネルは，感覚神経の一次ニューロン（特に温度情報の伝達にかかわるC and Aδ fibers）に多くみられます．実験動物を用いた研究では，高温の温度受容にかかわるTRPV1チャネルの拮抗薬を投与すると自律性体温調節への影響が報告されています．しかし，至適な環境温

度を選択する行動には影響がみられません．低温の温度受容にかかわるTRPM8チャネルは環境温度の嗜好性に関係すると報告されています．また，遺伝子工学の技術でTRPM8チャネルを消失させたマウス（ノックアウトマウス）では，寒冷逃避行動が減弱するという実験結果が得られています．

　多くの研究で，ヒトの温度感覚の評価は，未だに**主観的スケール**が用いられています．数値で評価を申告するpoint sensation scaleやvisual analog scale（**VAS**）が用いられ評価が行われますが，温度感覚の変化や個人間の温度感覚の違いが，そのまま数値に反映されているとは言えません．これらの主観的スケールを用いた研究では，顔は温度変化に最も反応し，末端は小さく，他の部位は中間であると報告されています．温熱的快不快感に関しては，暑熱曝露したヒトに局所温度刺激を与え，その際に全身の温熱的快不快感がどのように変化するか調べた研究があります．顔の冷刺激が，最も強く温熱的快感を生じさせると報告されています．

3．温熱的快不快感はどのように形成されるか？

　皮膚からの温度入力は，温熱環境の客観的評価に重要です．一方，体深部の温度情報は，その時の温熱的環境が生存において許容できるものか否かを判断する重要な役割があると考えられています．たとえば，運動後にコア温が上昇した際には，平熱により早く回復するため寒冷環境が好ましい環境と言えます．逆に，安静にしていてコア温が平熱のレベルであれば，低体温になりやすい寒冷環境は好ましくない環境と言えます．Mower（1976）は，実験的に，これらの応答を調べています．まず，被験者を高，中，低温の3種類の水を満たした浴槽に全身浴させてコア温を高温，平温，低温にします（**図2-5-1**）．この際，被験者の片側の前腕のみを同じく3種類の温度の水につけ，その（狭義の）温度感覚，温熱的快不快感を申告させ評価をします．前腕の温度感覚は，コア温の高低にかかわらず，前腕の水温に依存していました．一方，温熱的快感は，コア温と前腕の水温が逆の時（たとえばコア温が高体温で，前腕の水温が低温）に強く生じます．温熱的不快感は，コア温と前腕の水温が同方向の時に生じます（たとえばコア温が高体温で，前腕の水温が高温）．この研究は，コア温は温熱的快不快感を決定する重要な因子であること，体表の温度感覚はコア温と独立し体表の温度そのものに依存することを示しています．温熱的快不快感にかかわるコア温と皮膚温の寄与度は，ヒトで約1：1であるという報告があります．たとえば1℃のコア温の低下による温熱的不快感の変化は，1℃の平均皮膚温の低下と同等であると言えます．一方，自律性体温調節である，ふるえ熱産生では，コア温と皮膚温の変化の寄与度が，ヒトでは約4：1であるので温熱的快不快感での寄与度に比べて大きな違いがあります．

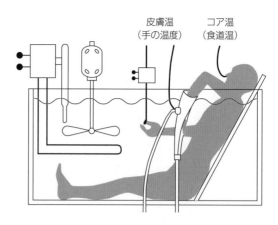

皮膚温
（手の温度）

コア温
（食道温）

図2-5-1　温熱的快不快感と温度感覚の独立性を示した実験 (Mower, 1976)

4．加齢と温度感覚

　加齢に伴う感覚神経一般の機能低下が報告されています．感覚神経の機能低下
は，触覚や圧覚とともに，狭義の温度感覚も含むと予想されています．このよう
な変化は，高齢者における熱中症発症率の高さの一因にもなっているとも考えら
れています．しかし，一定の見解が得られているとは言えません．全身の皮膚表
面で温度感受性が加齢によって低下するとの報告もありますが，加齢に伴う皮膚
からの温度入力の変化が，実際の体温調節，特に暑熱や寒冷環境からの逃避にか
かわる行動性体温調節に影響を与えているのか否かという本質的な問題点への答
えにはなっていません．加齢に伴う基礎代謝の低下や筋肉量の低下は，コア温の
基本的な維持システム（熱産生と熱放散のバランス）に影響を与え，コア温が下
がりやすい状況に常にあることを示唆しています．これらは温熱的快不快感や行
動性体温調節に大きな影響を与えていると予想されます．

5．温度感覚と行動性体温調節の神経機構

1）脳機能画像を用いた研究

　PET（positron emission tomography）やfMRI（functional magnetic resonance
imaging）を用いた研究により，いくつかの脳部位が，意識にのぼる温度感覚
や温度感覚の部位差にかかわっていることが報告されています．島皮質，扁桃
体，眼窩前頭皮質，帯状皮質前方部，腹側線条体などは温熱的快不快感にかか
わる脳部位の候補としてあげられています．特に，**島皮質**が温熱的なからだの
恒常性を評価，決定する上で重要な役割を持つと予想されています．著者らは，
fMRIを用いて，全身表面温度や前腕皮膚温度の直接的な脳への影響を除外して
実験を行っています．温熱的快感は帯状皮質前方部，両側尾状核，中前頭回な
ど，温熱的不快感は前頭前野内方部などがかかわっていることを報告しています

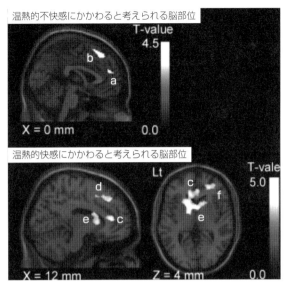

温熱的不快感にかかわると考えられる脳部位

温熱的快感にかかわると考えられる脳部位

図2-5-2　温熱的快不快感にかかわると予想される脳部位（Aizawa et al., 2019 より改変）
（a）前頭前野内方部，（b）前補足運動野，（c）帯状皮質前方部，（d）前補足運動野，（e）両側尾状核，（f）右中前頭回

（図2-5-2）（Aizawa et al., 2019）.

　さらに，温熱的快不快感が生じた場合に，この感覚が行動性体温調節を起こす「しくみ」を調べた研究もあります．この研究では，温熱感の評価に関しては，帯状皮質前方部，眼窩前頭皮質，島皮質が，行動を起こす意思決定に関しては，内側眼窩前頭皮質が関係すると推測しています．

2）実験動物を用いた研究

　間脳の視床下部，特に視索前野には多くの温度感受性ニューロン（特に加温によって活動が増加する温ニューロン）が存在し，かつ視索前野から自律性体温調節の効果器を制御する神経核や神経野への遠心性神経連絡があります（第3章1項参照）．このため視床下部は自律性体温調節の最上位中枢と考えられています．

　一方，サルの視索前野を局所温度刺激すると体温調節行動がみられ，視索前野の温度感受性ニューロンがかかわっている可能性が示されています．この温度感受性ニューロンには神経ペプチドの一種であるBDNF（brain derived neurotrophic factor，脳由来神経栄養因子）やPACAP（pituitary adenylate cyclase-activating polypeptide，下垂体アデニル酸シクラーゼ活性化ポリペプチド）をともに持つものがあり，環境温の上昇によって活動することが報告されています．これらの神経の選択的な刺激により，熱放散反応や熱産生低下をきたすことが示されています．また同時に，寒冷探索行動が誘発され，行動性体温調節とのかかわりが示されています．一方，体温調節に重要であると考えられる前視床下部の内側部を外科的に破壊しても，行動性体温調節は保存されるとする報告もありま

す．この理由の1つとして，行動性体温調節が，自律性体温調節のような視索前野/前視床下部を頂点とするシステムでない可能性があります．実験動物であるラットを暑熱曝露すると，グルーミング（毛づくろい），逃避行動，からだの伸展など体温調節にかかわるさまざまな行動がみられます．また，これらの反応は，脳の異なる部位を局所加温することで別々に観察されます．また，異なる脳部位の局所破壊により特定の行動が消失することが報告されています．

　自律性体温調節に必要な体表からの温度情報は，橋の外側腕傍核を経て，視床下部に至ると報告されています．意識にのぼる皮膚からの温度感覚は，脊髄視床路から体性感覚野を経て，主に島皮質に至り処理されると考えられています．しかし，温熱的快不快感に，コア温と皮膚からの温度情報のかかわりを示す神経回路は未だ明らかではありません．

まとめ

①ヒトの行動性体温調節は，温度情報のみならず，天気予報などの情報，温度感覚に訴える音や視覚の情報によっても影響を受けます．

②温度感覚は，客観的な温度感覚（狭義の温度感覚）と主観的な温度感覚（温熱的快不快感に分類される）に分けられます．

③温熱的快不快感は，主観的スケールが用いられることが多かったのですが，最近では脳機能画像を用いた研究によって，その責任領域や反応パターンが明らかになりつつあります．

④脳の視床下部は，自律性体温調節のみならず，行動性体温調節にもかかわっている可能性が実験動物によって示されています．

⑤温熱的快不快感の形成には，深部体温と皮膚温がともにかかわっていると考えられますが，その機序は未だに不明であり，さらなる研究が必要です．

文　献

Aizawa Y, Harada T, Nakata H, et al.（2019）Assessment of brain mechanisms involved in the processes of thermal sensation, pleasantness/unpleasantness, and evaluation. IBRO Rep, 6: 54–63.. doi: 10.1016/j.ibror.2019.01.003.

Mower GD（1976）Perceived intensity of peripheral thermal stimuli is independent of internal body temperature. J Comp Physiol Psychol, 90: 1152–1155.

Nakamura M, Esaki H, Yoda T, et al.（2006）A new system for the analysis of thermal judgments: multipoint measurements of skin temperatures and temperature-related sensations and their joint visualization. J Physiol Sci, 56: 459–464.

Werner J（2010）System properties, feedback control and effector coordination of human temperature regulation. Eur J Appl Physiol, 109: 13-25

【永島　計】

第**3**章　メカニズムを理解しよう

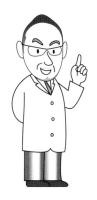

ねらい

おもしろいことに体温のコントロール（調節）は，他の多くのからだの調節系のように，その値を一定に保つことのみを目的にはしていません．免疫反応の１つである発熱時には，体温を上げるようコントロールが行われます．また，１日や季節の時間変化の中でも体温のコントロールは変化します．環境の変化や運動トレーニングも大きな影響を与えます．ダイナミックに変化する体温コントロールのメカニズムを系統だてて理解すること，さらにコントロールが破綻することにより起こる疾患についても理解を深めてもらうことが，この章のねらいです．

1 生きるための体温調節機能としくみ （からだの恒常性機能を司る中枢神経）

　暑さと寒さのいずれの環境においても，恒温動物は自律神経を用いて体温調節にかかわる効果器を利用し，行動によってより良い環境を選択し，体温を調節します．たとえばヒトの場合，暑い環境においては，自律性体温調節として皮膚の血管を拡張させます．これにより，体深部にあった温かい血液がからだの表面に再分配され，伝導と対流による環境への熱放散が増加します．蒸散性熱放散を促進するためには汗をかきます．寒い環境においては，筋肉の緊張を増加させて，ふるえ，そして熱産生を増加さます．あるいは，筋肉そのものや褐色脂肪の代謝を活性化することで熱の産生を増加させます（非ふるえ熱産生）．暑さや寒さにかかわる行動として，動物は好ましい環境を求めたり，体位を変えたりします．巣をつくったり，穴にもぐったりもします．私たち人間は服を脱いだり，エアコンをつけたりします．家をつくるのも一種の行動による体温の維持だと言えます．人間の体温調節を包括的に測定すると，自律性体温調節のみならず，多くの場合，なんらかの行動による体温調節が同時に観察されます．しかし，一部の労働環境やスポーツの現場では，行動による体温調節反応を十分に活用できない場面が多々あります．たとえば，作業をするのに防護服の着用が必須である場合や，エアコンをオンにできない環境などがあります．スポーツの競技中に暑いというだけの理由で，途中でやめて日陰で休むアスリートはいないでしょう．このように自主的に行動性体温調節を制限せざるを得ない場面が多い動物は，ヒトに限られていると言えるかもしれません．

　体温調節の基本的な知識は，「第1章　からだで感じて考えてみよう」に各論として解説してきました．第3章においては，「システム」としての体温調節の研究の歴史を学びながら，それらを包括的に理解していくことを目的にしています．特に自律性体温調節における神経のはたらきを中心に解説します．暑い環境においても，寒い環境においても，体温調節はからだが温度を受容することからはじまります．この際の温度受容は，意識にのぼるものも，そうでないものも両方存在します．自律性体温調節は寝ていても行われるものですから，ここでは意識にのぼらない温度受容が重要になります．温度を受容するセンサーは，皮膚，視床下部や脊髄に多く分布していると考えられています．これらの部位の温度は一様ではなく，さまざまな異なる温度が同時にモニタリングされているわけです．これらの膨大な温度の入力情報が統合され，体温調節のための出力がなされている

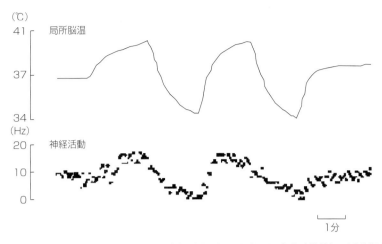

図3−1−1　視索前野／前視床下部を局所加温冷却（上図）した際の温度感受性神経の活動頻度（下図）
(Nakayama et al., 1961 より改変)

と考えられます．この温度入力を統合する主たる場所は，中枢神経系であると考えられていますが，すべてが明らかになっているわけではありません．現在のところ，脳の視床下部が，自律神経の体温調節については中心的な役割を果たしていると考えられています．特に，間脳の視床下部の一部分である**視索前野**と**前視床下部**（PO；pre−optic area／AH；anterior hypothalamus）が，最も重要な場所であると考えられています．最初に，PO／AHの役割，そしてPO／AHからどのように体温調節が制御されるかを中心に解説を進めていきたいと思います．

1．温度感受性神経（ニューロン）の発見

　体温調節にかかわる神経機構の解析において，中山昭雄博士が発見したPO／AHに存在する温度感受性神経（ニューロン）はランドマーク的なものです．中山博士の最初の報告では，この**温度感受性ニューロン**は，局所的な温刺激，冷刺激に応じて，その神経活動が増減するというものでした（**図3−1−1**）（Nakayama et al., 1961）．当初，体温調節の神経生理にかかわる研究者は，PO／AHのこれらの温度感受性ニューロンそのものが，体温調節システムを特徴づけるものだと考えていました．言い換えると，中枢に存在する多くの神経のうち，このPO／AHに存在するもののみが温度感受性を持ち，かつさまざまな体温調節の効果器に対して直接シグナルを出していると考えたのでした．実際，動物実験でPO／AHを破壊すると体温調節の能力は極度に低下することから，この仮説は正しいと推測されていました．しかし，温度感受性を示す神経は，大脳皮質のどこにでも存在します．さらに，実験的にPO／AHの温度感受性ニューロンと体温調節の効果器の直接的な連絡をみつけることができなかったのです．

　同時期に，体温調節にかかわる神経機構のモデルが提唱されました．このモデ

ルは，PO/AHには2種類の温度感受性ニューロン群が存在するというものです．
実際，中山博士の発見以後，温度感受性ニューロンは大きく2群に分けられることが明らかになっていました．1つのニューロン群は，温刺激にて活動を増やし，これにより熱放散にかかわる効果器（皮膚血管や汗腺）を活動させます．もう1つのニューロン群は，冷刺激にて活動を増やし，これにより熱産生にかかわる効果器（筋肉や褐色脂肪）を活動させるというものです．しかし，このモデルは結果的に誤りであることが明らかになりました．その理由は，温刺激にて活動を増やす**"温ニューロン"**の数が，圧倒的に冷刺激にて活動を増やす**"冷ニューロン"**の数に比べて多かったことです．また，先に述べた理由と同様に，温ニューロンと冷ニューロンはともに，体温調節の効果器への直接的な神経連絡を持たなかったのです．これらの結果から，体温調節は，基本的に温ニューロンによって行われているという新しい仮説が，彼末らのグループによって提示されました（Nagashima et al., 2000）．このモデルは基本的に正しく，現在の研究のアプローチに用いられています．

2．体温調節の神経モデル

　このモデルが正しいことを証明するいくつかの研究を紹介しましょう（Nagashima, 2006）．実験動物であるラットを，寒冷環境におくと，熱産生のための効果器である褐色脂肪組織が活動します．文字通り，褐色脂肪は茶色がかった脂肪で，ラットの肩甲骨の間に大きな塊として存在します．通常の白色脂肪は，なかなか熱を産生しにくいのですが，褐色脂肪は強力なヒーターであると言えます．また，交感神経を介してコントロールされています．グルタミン酸は，神経を興奮（活動）させる物質で，興奮性アミノ酸と呼ばれます．**グルタミン酸**を，麻酔をかけたラットのPO/AHの部分に局所注入します．麻酔下でも，ラットは寒冷環境では褐色脂肪組織がさかんに活動して熱産生を続けているのですが，この神経を興奮させるはずのグルタミン酸の注入により熱産生がなぜか止まってしまいます．次にPO/AHを加温あるいは，電気刺激しても褐色脂肪組織の熱産生が止まります．すなわち，当初，冷ニューロンによってコントロールされていると考えられた熱産生反応は，実は，温ニューロンでコントロールされている可能性が示されました．また，PO/AHとは異なる視床下部の部位である背内側部を直接電気刺激すると褐色脂肪組織での熱産生の増加が認められます．ところが，視床下部背内側部を局所加温しても何も起こりません．同部位には温度感受性ニューロンは存在しないのです．さらに，PO/AHと視床下部の背内側部の神経連絡を小さなナイフで切断すると，今度は褐色脂肪組織での熱産生の増加が認められます．抑制性の神経伝達物質であるGABA（γ-aminobutyric acid，ガンマアミノブチル酪酸）を同部位に投与するとこの熱産生は減少します．しかし，い

ずれの場合も，PO/AHにどのような刺激を与えても褐色脂肪組織での熱産生に変化は起こりません．温ニューロンは，熱産生にかかわる脳部位に対して抑制性の神経として作用していると考えられます．また，熱産生にかかわる脳部位そのものは，基本的に活動の準備状態にあり，温ニューロンからの抑制が途切れると，熱産生が直ちにはじまります．

　また，他の実験では，通常の環境でグルタミン酸をPO/AHに局所注入すると，今度は皮膚血管の拡張や唾液分泌などのマウスの熱放散反応がみられることを明らかにしています．また，PO/AHを加温あるいは，電気刺激しても同様の反応が生じます．ところが，PO/AHと延髄の間を切断すると，熱放散反応はまったくみられなくなってしまいます．温ニューロンは，熱放散にかかわる脳部位に対して興奮性の神経として作用していると考えられます．また，熱放散にかかわる脳部位そのものは，基本的に活動は停止していて，温ニューロンからの興奮性シグナルがやってきてはじめて，熱放散がはじまります．これらの実験により，体温調節の遠心性のネットワーク（コア温の受容から体温調節の効果器の調節経路）の基本的な神経機構が明らかになりました．

　では，PO/AHの温度感受性ニューロンとはどのようなものなのでしょうか？

　第1章14項では，皮膚を代表とする末梢での温度受容の「しくみ」について解説しました．ここで，非選択的な陽イオンチャネルであるTRPチャネルのうち，サーモTRPと呼ばれる温度感受性チャネルのサブグループが重要であることが示されました．コア温である37℃付近で活動する代表的な温度感受性TRPチャネルは，TRPV4であるため，PO/AHの温度感受性ニューロンの本態であると予想されてましたが，否定する実験データしか得られませんでした．かわりにTRPM2の役割が示唆されていますが，未だ明確な結論は得られていません．

3. 体温調節の求心性ネットワーク

　次に，体温調節の求心性のネットワーク（皮膚などの末梢での温度受容から，体温調節の中枢への情報伝達経路）について説明をしていきます．自律性体温調節は，コア温のみならずシェル（主に皮膚）温によっても修飾を受けます．第1章16項で示したフィードフォワードシステム（先読み制御）は，皮膚からの温度入力が体温調節に重要であることを示す重要な生理学的証拠です．実験動物であるラットを用いた研究では，POを局所加温すると，Fosと呼ばれるタンパクの産生が同部の神経に多く発現するのが認められます．Fosタンパクは，神経活動のマーカーとしてよくも用いられています．ここで局所加温した際に認められたFosタンパクは温ニューロンの活動に由来すると考えられます．次にPOを同様に局所加温しながら，ラットを寒冷下に曝露し，同様にFosタンパクの発現を調べます．するとPOのFosタンパクの発現は減少します．さらに，今度はラッ

トを暑熱下に曝露し，同様にFosタンパクの発現を調べると，POのFosタンパクの発現は増加します．この実験は，POがコア温を受容し，体温調節の効果器に興奮性もしくは抑制性のシグナルを出すだけでなく，コアとシェルの温度情報の統合部位である可能性を示しています．また，POの温度感受性ニューロンは，脊椎の温度の変化よっても修飾を受けることが報告されています．

　自律性体温調節に必要な体表からの温度情報は，橋の外側腕傍核を経て，視床下部に至ると考えられています．意識にのぼる皮膚からの温度感覚は，脊髄視床路から体性感覚野を経て，主に島皮質に至り処理されます．自律性体温調節にかかわる温度受容は意識にのぼる必要はないので，脊髄視床路を介して調節されるのは理にかなっていません．実際，脊髄視床路の一部である視床を破壊しても，皮膚からの温度入力が自律性体温調節に与える影響は変わりません（Nakamura et al., 2007）．

　本項の神経ネットワークについては，第1章18項および第2章5項もあわせて参照してください．

まとめ

①間脳の視床下部の一部分である視索前野／前視床下部には，温度感受性神経（ニューロン）が存在し，体温調節に非常に重要な役割を果たしています．

②温度感受性ニューロンの中でも，温度上昇に対してはたらく温ニューロンが，熱放散反応および熱産生反応に直接かかわることが明らかになっています．

③ふるえなどの熱産生反応は，通常の状態では視索前野／前視床下部での温ニューロンの作用によって抑制されています．体温の下降，あるいは，この抑制の回路が遮断されるとふるえが生じます．

④視索前野／前視床下部は，皮膚からの温度情報を受けています．視索前野／前視床下部の局所温度が上昇すると温ニューロンの活動は上昇しますが，皮膚を冷却すると，その活動が低下するのが観察されます．

⑤自律性体温調節は，意識にのぼらない神経経路から温度情報を取得して，行われていると考えられています．

文　献

Nagashima K, Nakai S, Tanaka M, et al.（2000）Neuronal circuitries involved in thermoregulation. Auton Neurosci, 85: 18-25.

Nagashima K（2006）Central mechanisms for thermoregulation in a hot environment. Ind Health, 44: 359-367.

Nakamura K, Morrison SF（2007）A thermosensory pathway that controls body temperature. Nat Neurosci, 11: 62-71.

Nakayama T, Eisenman JS, Hardy JD（1961）Single unit activity of anterior hypothalamus during local heating. Science, 134: 560-561.

【永島　計】

2 生体防御のための体温調節機能としくみ （免疫機能）

　風邪をひいたり，インフルエンザなどの**感染症**にかかったりすると，なぜ**発熱**するのでしょうか？　日常会話では「熱が出る」とよく言われますが，実際には「深部体温の上昇」を指しています．では，実際に熱は多く産生されて深部体温が上昇するのでしょうか？　本項ではこのような疑問を体温調節機能および免疫機能の「しくみ」とあわせてみていきたいと思います．また，ある病態で起こる低体温や熱中症にも免疫機能がかかわっており，最後に解説します．

1．感染から発熱ー解熱の流れ

　ウイルスや細菌など病原体による感染症は，数日間の発熱を伴います．この時に起こる深部体温の上昇は，運動の時とは明らかに異なる体温調節によるものです．前者は異物に対する生体防御のための体温上昇であるのに対して，後者は活動筋で大量の熱産生が起こり運動機能維持のために体温上昇が引き起こされています．**図3-2-1**に感染症による発熱の典型的な経過を示しました．まず，ウイルスや細菌等の生体内への侵入により，マクロファージをはじめとして免疫系が動きはじめます．その後に体温調節中枢である**視索前野**に**プロスタグランジンE$_2$**（PGE$_2$）が作用し，体温上昇がはじまります．この時の特徴的な体温調節の反応として，悪寒が起き，それに対してからだを温めようとする行動をとります．つまり，衣服を着込んだり，布団に包まったりといった行動です．通常このような行動は，寒冷環境においてみられるものです．さらに，ふるえが起こる場合もあり，手足は冷たくなるほどの皮膚血管の収縮が起きます．そして，褐色脂肪での熱産生もプラスされます．いずれも深部体温を上げようとする体温調節反応であり，病原体の侵入を発端として深部体温のセットポイントが上げられたと考えられます．運動時とは異なり，深部体温が上がっても汗をかくことはありません．数日間にわたって高体温の状態が続いた後，通常レベルに戻っていきますが，この時には汗をかきはじめ，皮膚血管の拡張もはじまります．

　このような一連の流れで**感染**による発熱は起き，冒頭で述べた2つ目の疑問（熱が多く産生されて体温上昇が起こる？）の答えは「○」となりますが，これに加えてふるえによる熱産生や，皮膚血管と行動による熱放散の抑制が合わさり，深部体温は上昇します．では1つ目の疑問（なぜ感染により発熱するか？）はどうでしょうか．まず，発熱の「意味（何のために）」からみていきましょう．

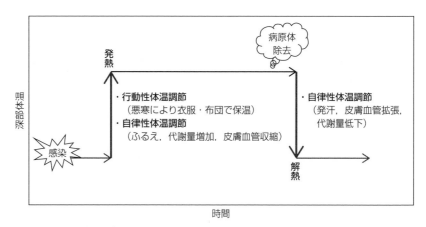

図3-2-1　病原体の侵入による感染により深部体温が上昇し，数日の高体温の後に病原体が除去され深部体温が回復する経過

2．発熱の意味

　生体防御の観点から，生体内への病原体の侵入は，免疫系によってそれが異物と認識された場合，免疫機能によって除去されるか増殖を抑制する必要があります．その際に深部体温が通常より高く保たれることは，免疫細胞の活動を高めます．このメリットこそが発熱の意味です．また，病原体の最適環境温度よりも高くなることが，病原体の増殖を防ぐとも考えられています．現代の研究によってこのようなことがわかってきましたが，古代ギリシャ時代から，疾病時の発熱はからだにとって有益であることが知られていました．そして，ヤナギの木に含まれる成分が発熱を和らげる薬として，古代ギリシャそして中国で使われていたとの記録が残っています．現代でいう**解熱剤**です．発熱は，全身の倦怠感や疼痛を伴うことから，食欲や睡眠を阻害することもあります．そのような場合に解熱剤が使用されることは理解されますが，本来の発熱のメリットを考えると，解熱剤の使用は生体にとって不利にはたらきます．

　感染時の発熱が実際にどれくらいのメリットがあるのか調べた研究があります（Kluger et al., 1975）．変温動物であるトカゲで調べた研究では，異なる環境温度で飼育することで深部体温を34℃から42℃まで段階的に変えた時，どの温度で最も感染時の生存日数が長いか比べています（第1章21項参照，**図1-21**参照）．言わずもがな，体温が高い方が長生きしますが，感染3日目の生存率は34℃でほぼ0%，36℃で約25%，38℃で約40%，40℃で約70%，そして42℃でほぼ100%となります．体温が38℃を超えると飛躍的に生き延びるのです．種によって絶対的な体温の意味合いは異なりますが，哺乳類でもこのような関係性が考えられます．

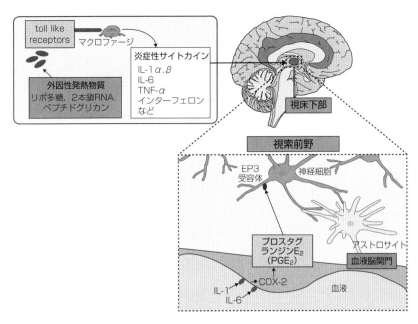

図3-2-2　病原体の侵入（外因性発熱物質）から体温調節中枢（視索前野）へ作用するまでの「しくみ」
（Evans et al., 2015 より改変）

3．発熱が起こる「しくみ」

　なぜ感染により発熱するのでしょうか？　**図3-2-2**は，Evansら（2015）に
よって描かれた発熱の「しくみ」を抜粋，改変したものです．病原体にはさまざ
まな種類がありますが，生物への侵入により発熱を引き起こすものを外因性発熱
物質と呼びます．リポ多糖，2本鎖RNA，ペプチドグリカンなどです．これらが
生体内に侵入してくると，マクロファージが最初に検知します（**図3-2-2左**）．
マクロファージ系細胞には，toll like receptorsと呼ばれるさまざまな受容体があ
り，外因性発熱物質を認識し活性化します．そうするとマクロファージから炎症
性サイトカインと呼ばれるインターロイキン-1α（IL-1α），IL-1β，IL-6，
腫瘍壊死因子α（TNF-α），インターフェロンなどが放出されます（**図3-2-
2左**）．炎症性サイトカインは全身に作用しますが，血流にのって脳にも到達し
てここから発熱を促します（**図3-2-2右**）．

　炎症性サイトカインは比較的分子量の大きいタンパク質ですので，血流から脳
に作用するための血液脳関門をどのように通過するかは，いくつか説があります
が，血管内皮を通じる説が有力です．脳に到達した炎症性サイトカインは，血
管内皮細胞にある各受容体に作用します（**図3-2-2下**）．そうすると，血管内
皮細胞の核膜でシクロオキシゲナーゼ-2（COX-2）という酵素が誘導されます．
その後さらにいくつかの酵素反応を経て，プロスタグランジンE_2（PGE$_2$）が合
成されます（**図3-2-2下**）．ちなみにアスピリンなどの解熱剤は，COX-2の

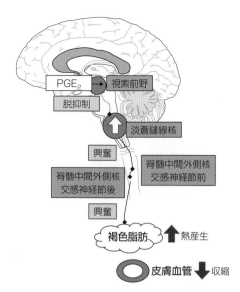

図3-2-3　プロスタグランジンE_2（PGE_2）が体温調節中枢（視索前野）へ作用し，褐色脂肪による産熱および皮膚血管収縮が起きるまでの「しくみ」

活性を阻害して発熱を抑制しています.

　PGE_2は血管内皮から放出され，**視床下部**の視索前野にあるEP3（expressing PGE_2 receptor 3）という受容体を持つ神経に作用します（**図3-2-2下**）. 視索前野にはEP3を持つ神経が豊富に存在しており，PGE_2を脳に投与した時，視索前野で最も大きな発熱が引き起こされます.

　PGE_2により視索前野の神経が活性化された後の「しくみ」を**図3-2-3**に示しました. 最終的には交感神経の興奮が起き，褐色脂肪での熱産生および皮膚血管の収縮を引き起こします. その間のルートとして，視索前野と淡蒼縫線核の「脱抑制」がカギとなることが報告されています（Nakamura, 2011）. その2つの領域をつなぐ神経は，通常は淡蒼縫線核が活動しないよう抑制がかかっています. しかしPGE_2によって視索前野の神経が興奮すると，その抑制が外れることになり，淡蒼縫線核の活動が高まります. その後，脊髄にある中間外側核を介して交感神経の活動が高まります. 発熱には行動性体温調節やふるえもかかわると予想されますが，視床下部からの経路は明らかになっていません. 発熱の後，外因性発熱物質が抑えられると免疫系の活動も抑えられ，解熱していきます.

4. 敗血症

　敗血症は，感染症をきっかけとして全身性に炎症が及んだ状態で，さまざまな臓器の機能不全が表れる病態です. その時の症状の1つに低体温があります. しかし症状によっては高体温になる場合もあり，体温調節機能がどのように変容しているか詳しくわかっていません. 発熱の意味については前述の通りですが，低

体温になることの意味は，臓器が高体温に曝されることによるダメージを少なくすることにあると考えられます．実験動物では，リポ多糖を投与すると低体温に陥るケースがみられ，高体温になるケースと比較してやや生存率が高くなることが報告されています（Liu et al., 2012）．また，視床下部の関与や，皮膚血管反応や行動性体温調節の傾向から低体温になるようセットポイントが低くなっていることがわかっています（Garami et al., 2018）．しかし，外因性発熱物質，免疫系，PGE_2，そして視床下部という一連の流れのどこでどのように高体温と低体温を分けるのか，未だ不明なままであり今後の研究が期待されます．

5．熱中症

　激しい運動や暑熱環境によってもたらされる深部体温の上昇は，場合によっては熱中症を引き起こしますが，症状が重篤化する際に，多臓器不全に陥ることがあります．これは臓器が高温によって機能不全になるためです．免疫機能はそれを防ぐために，高体温になるとIL-6をはじめとしたサイトカインを全身に放出します．この反応は運動を行った時にも起こりますが，骨格筋の活動とは別に，高体温そのものが臓器の炎症反応を抑えるようにはたらきかけます．その有用性について，麻酔下のマウスの腸管機能を調べた研究があります（Phillips et al., 2015）．暑熱曝露をする2時間前にIL-6を全身に投与（腹腔内）して，予め防御反応を生み出しておくという方法です．そうすると，高体温によって引き起こされる腸管機能の低下が和らぎ，さらに深部体温の上昇が遅延するのです．麻酔下で行われ，IL-6が全身性にさまざまな機能に作用していることから，深部体温の上昇を遅らせる体温調節のメカニズムは不明ですが，暑熱順化による熱中症予防に免疫機能が関与する可能性が報告されており（King et al., 2017），さらなる研究が期待されます．

まとめ

①感染症による発熱は，免疫機能の「はたらき」を助けるために有益です．

②体温のセットポイントは，プロスタグランジン E_2 が視索前野に作用することで上昇します．

③セットポイントの上昇により，褐色脂肪による熱産生，皮膚血管の収縮，さらに行動性体温調節によって深部体温が上昇します．

④外因性発熱物質が少なくなることで，体温のセットポイントが下げられ，発汗や皮膚血管の拡張など熱放散が起こり，体温は通常レベルに戻ります．

⑤敗血症は発熱を引き起こす場合と，低体温を引き起こす場合があり，低体温は臓器の保護に有用にはたらきます．

⑥熱中症に陥るような高体温は，臓器不全を引き起こす場合があり，免疫機能は

その保護作用をもたらします.

文 献

Evans SS, Repasky EA, Fisher DT, et al.（2015）Fever and the thermal regulation of immunity: the immune system feels the heat. Nat Rev Immunol, 15: 335–349.

Garami A, Steiner AA, Romanovsky AA（2018）Fever and hypothermia in systemic inflammation. Handb Clin Neurol, 157: 565‒597.

King MA, Leon LR, Morse DA, et al.（2017）Unique cytokine and chemokine responses to exertional heat stroke in mice. J Appl Physiol（1985）, 122: 296‒306.

Kluger MJ, Ringler DH, Anver MR（1975）Fever and survival. Science, 188: 166‒168.

Liu E, Lewis K, Al-Saffar H, et al.（2012）Naturally occurring hypothermia is more advantageous than fever in severe forms of lipopolysaccharide-and Escherichia coli-induced systemic inflammation. Am J Physiol Regul Integr Comp Physiol, 302: R1372‒R1383.

Nakamura K（2011）Central circuitries for body temperature regulation and fever. Am J Physiol Regul Integr Comp Physiol, 301: R1207‒R1228.

Phillips NA, Welc SS, Wallet SM, et al.（2015）Protection of intestinal injury during heat stroke in mice by interleukin-6 pretreatment. J Physiol, 593: 739‒752.

【時澤　健】

3　健康のための体温調節としくみ（健康管理，運動と身体適応）

　最近の健康障害にかかわる代表的な体温の問題として，熱中症があります．熱中症は，原因や程度の差こそあれ，高齢者や乳幼児から，アスリートまですべての人間が罹患する可能性のある病気であると言えます．ヒトは他の四足動物に比べ，からだで生じた熱を皮膚表面から放散させる能力に優れています．逆に，この優れた能力が，暑熱環境での活動を促し，熱中症のリスクを上げているとも言えます．体温調節の観点からは，熱中症の病態（発症の理由や悪化する原因）は明らかであると言ってよいと思われます．しかし，熱中症の原因は複雑です．高齢者人口の増加は，今まであまり問題視されなかった温熱環境の変化でさえ熱中症リスクとして対策する必要があります．生活習慣病，それらに対する薬剤は，暑熱に対する耐性を低下させる可能性があります．空調による生活環境の充実は有効な熱中症対策ですが，ヒトが持つ環境適応能力を劣化させます．過度な空調は，エネルギー問題，地球温暖化やヒートアイランド現象の加速の原因となります．このような状況で，私たちが，暑さの中で健康を維持し，適応していくための術を考えたいと思います．

1．脱水と体温の関係

　暑熱環境での体温（コア温や皮膚温を含めた体温）上昇は自律神経の1つである**交感神経活動**を高め，皮膚血流や発汗の増加が生じます．このうち深部体温と皮膚温の交感神経活動の増加に対する寄与度は10：1と言われています．皮膚血流や発汗は，体液量やその組成，分布の変化にも大きく影響を受けます（**非温熱性因子**）．暑熱環境で，大量の発汗によって起こる脱水症は，体温調節反応を低下させる非温熱性因子の1つです．この時の脱水症は，血液量減少，高ナトリウム血症（血症：血液の性状の異常な状態），血漿浸透圧の上昇を伴います．この理由は，汗の組成が，細胞外液（細胞を取り囲む体液，血液の液体成分である血漿など）の1/3–1/2のナトリウム濃度，浸透圧であることによります．浸透圧とは，単位重量の水（1 kgの水）に溶けている物質（イオンやイオン化しない物質）のモル数の総和で表される値です．大量の発汗が生じた際には，細胞外液から失われるナトリウムなどの物質に対して，より多くの水が失われます（第1章26項参照）．ナトリウムをはじめとする物質も，発汗によって失われますが，それ以上の水が失われ，血液のナトリウム濃度は上昇し，浸透圧も上昇します．

血液量低下は，暑熱負荷時の皮膚血流を低下させますが，発汗への影響は一定の見解がありません．血漿浸透圧の上昇は，皮膚血流と発汗反応をともに抑制します（Kamijo et al., 2005；2011；2018）．これら一連の反応は，脳をはじめとする重要臓器への血流の維持のためと考えられますが，熱中症リスクを上げる強い要因となります．発汗に限らず，さまざまな原因で起こる脱水はすべて，熱中症のリスク要因となります．高齢者などで時々みられる日常的な水分摂取の低下に伴う**潜在的脱水**も，熱中症のリスクとなります．

2．熱中症の予防～脱水の未然予防～

　どの程度の**脱水**が熱中症のリスクになるのでしょうか．体重の2％程度の脱水（60 kgの体重のヒトであれば，1.2 L）でも，暑熱に対する体温調節反応の抑制が生じ，スポーツでは持久性パフォーマンスの低下（長距離走のラップタイム低下など）として影響が現れます．成人男子であれば1時間で2Lもの汗をかく能力がありますので，この脱水は特別ではありません．健康維持，スポーツでの安全維持かつ良い記録を目指す上でも脱水予防は重要です．

　脱水の予防や回復には，スポーツドリンクが有用なことが知識として普及してきていますが，この知識がなければ（あったとしても），ひどく喉が渇いた時には冷たい真水を選ぶことが多いかもしれません．しかし，ヒトは口渇にまかせて真水を飲んでも，脱水量に相応する水を摂取できないこと，仮に摂取できたとしても体内に保持することができません．口渇感を生じさせる一番大きな要因は，血漿浸透圧の上昇です．多量発汗は，ヒトの運動中の脱水の大きな原因であり，浸透圧の上昇を伴います．この理由は先に述べましたが，少なからずナトリウム（塩分）の喪失も伴います．このため，真水のみで水分補給をすると，脱水量に満たない水分摂取で浸透圧は元に戻り，口渇感はなくなり，飲水をやめてしまいます．これを自発性脱水と呼びます．このまま運動を継続すると，脱水をひきずったままになってしまいます．

　スポーツドリンクが脱水予防や回復に有用な根拠は何でしょうか．スポーツドリンクの主たる成分は水と食塩であり，発汗で失われたナトリウムも補給します．同時に，自発性脱水を予防します．また，糖を加えることによって，消化管から血液への水分吸収を促すことが知られています（Kamijo et al., 2012）．では，いつ水分を摂取すべきでしょうか．ヒトが飲水を行う上での次の問題は，口や咽頭部への刺激です．強い口渇があっても，一口水を含むと渇きがだいぶ弱くなることを経験したことがあると思います．飲料が冷たいと，この効果はより強くなります．この反応は，元々は過剰な水分摂取を防ぐため，口腔咽頭部への刺激が中枢神経系を介して反射的に口渇感を抑制するためと考えられています（口腔咽頭反射）．喉の渇きにまかせた水分補給は脱水を遷延させる可能性を示しています．

意識的な水分補給が重要です.

3. 暑熱順化

　暑熱順化は熱中症を予防するための対策の1つです. 日本語では, 順化（adaptation）と馴化（habituation）という, 主に心理学的な“なれ”を示す言葉が使われる場合もありますが, 本書では順化という言葉で統一しています. いずれにせよ, 暑熱順化は, 暑熱ストレスを解剖学的, 生理学的, 心理学的に軽減するための変化を包括的に示しています. 暑熱順化は, 英語では”heat acclimatization”と”heat acclimation”の大きく2つに分類されています. 前者は長期（数カ月から年単位）に渡って暑熱環境で生活して得られる“なれ”であり, 生理学的, 解剖学的, 心理学的な暑さへの適応です. 後者は短期（1, 2週間単位）の間に, 暑さへの“なれ”を獲得するための暑熱環境への曝露と運動プログラムによって得られた変化を示しています. heat acclimatization では痩せて, 手足が長いなどの解剖学的な特徴がみられる場合があります. heat acclimation が, 暑熱順化のためのプログラムを停止すると早い段階で元に戻ってしまうのに対し, heat acclimatization の影響は長期に継続すると言われています（第1章39項参照）.

　暑熱順化によって生じる代表的な変化の1つに体重あたりの循環血液量の増加があります. heat acclimation を生じさせる暑熱環境下での持久性トレーニングでは, 皮膚血流や発汗が増加し, 運動時の深部体温や心拍数上昇を抑制, 運動の継続時間を延長します. 季節変動のある地域に住んでいるヒトには, 血液量にも変動があり, 気温の高い夏には年間平均値に比べて5％高く, 冬に3％低くなることが知られています（Doupe et al., 1957）. heat acclimation は, 短期（1, 2週間）で獲得可能だと述べました. この間, 一定強度の運動に対する心拍数の減少は5日目, 血液量の増加が6日目で完成すると言われています. ウォーキングのような負荷の弱い運動でも, より長い時間かけて暑熱順化の獲得が可能と言われています. また, その効果の維持には, 暑熱や運動を継続する必要があります（上條ほか, 2012）. 他にも, 暑熱順化では汗のナトリウム濃度の低下, 飲水量の増加により, 脱水に対する防御反応が強くなることが知られています. たとえば, 1日1時間の入浴（40℃）を3週間続けると, 単位時間あたり同じ量の発汗をしている際の, 汗のナトリウム濃度は順化前の30〜60 mmol／Lから10〜35 mmol／Lまで低下することが報告されています（Allan et al., 1971）. また, 気温40℃, 湿度50％の環境下で, 2時間の自転車運動（仕事量75ワット）を8日間連続で行うと, 自発的な飲水量は450 mL／時から, 1,000 mL／時まで上昇したと報告されています（Greenleaf et al., 1983）.

　比較的短期間でみられる暑熱順化”heat acclimation”の機序を明らかにするた

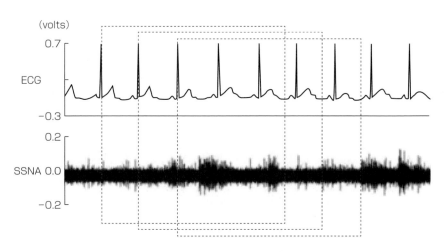

図3-3-1　心電図（EEG）と皮膚交感神経活動（SSNA）（Kamijo et al., 2011 より改変）
心電図と，腓骨神経から採取した皮膚交感神経活動．心電図のR波（幅の狭い電圧（volts）の高い成分）に同期した皮膚交感神経活動の増加がみられます．点線は皮膚交感神経の活動頻度を測定した範囲を示しています．

め，暑熱環境下での持久性トレーニングを5日間連続で行った若年男性を対象にした研究があります（Ikegawa et al., 2011）．トレーニング後に血液の液体成分である血漿の量は10％増加し，また，運動中の皮膚血流の増加と発汗がはじまる食道温（コア温）はそれぞれトレーニング前と比較して0.3℃，0.2℃低い温度になっていました．次に，被験者に，利尿剤，減塩食を投与して，血液の液体成分である血漿量をトレーニング前のレベルにまで低下させて同様の実験を行うと，皮膚血流増加がはじまる食道温は完全にトレーニング前のレベルに戻っていました．一方，発汗がはじまる食道温についてはトレーニング前のレベルには戻りませんでした．暑熱順化による皮膚血流への影響は，血液量の増加によると推測されますが，発汗への影響は別の機序であると言えます．

　皮膚血流，発汗の促進については，いずれも体温調節にかかわる交感神経活動がかかわっています．著者らは，健常な若年者を対象として，利尿剤を服用して低血液量とした群（低血液量群）と，その対照群（等血液量群）で暑熱負荷をかけた実験を行っています（Kamijo et al., 2011）．実験では，深部体温や皮膚温を測定しながら，皮膚に分布する交感神経の電気活動を直接記録しています．いわゆるマイクロニューログラフィーと呼ばれる侵襲的な手法で，実験では足に分布する腓骨神経に細い銀の電極を刺入し，内部を走る皮膚へ分布する交感神経の電気活動を，その支配領域の足背部皮膚血流量や発汗反応とともに評価しています．**図3-3-1**上段は心電図の波形，下段は皮膚の交感神経活動（SSNA；skin sympathetic nerve activity）を示しています．皮膚交感神経活動は心電図（ECG；electrocardiogram）と異なり，常に活動していることと，心電図のR波（心電図の波形のうち急峻で高い波）とほぼ同期して活動の頻度と波の高さが増加してい

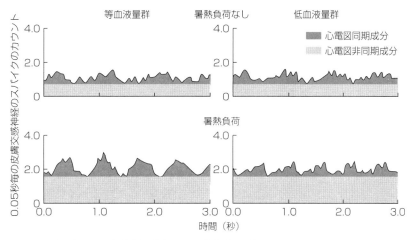

図3-3-2 血液量変化と暑熱負荷の有無による皮膚交感神経活動の心電図同期，非同期成分の変化
（Kamijo et al., 2011 より改変）
図左側は等血液量，右側は利尿剤投与を行った被験者のデータを示しています．上段は暑熱負荷なし，下段は暑熱負荷ありの変化を示しています．図の中の濃い灰色は皮膚交感神経活動の心電図同期成分，薄い灰色は非同期成分を示しています．

ることが特徴的です．

　皮膚交感神経活動の解析から，同神経活動には心周期（心臓の収縮と拡張）に同期する成分とそうでない成分が混在することが明らかにされています（**図3-3-2**）．**図3-3-2**の上段の2つのグラフは等血液量群（左）と低血液量群（右）の2人の被験者で測定した皮膚交感神経活動の波の数を，暑熱負荷を行わない条件で0.05秒毎にカウントしたものです．濃い灰色で示した部分は心電図のR波に同期して増減する成分で，うすい灰色で示した部分は同期しない成分を示しています．次に下段は，同じ被験者の暑熱負荷時の変化を示しています．暑熱負荷によって深部体温が上昇すると，両被験者において皮膚交感神経が増加しているのがわかります．この時，等血液量群では皮膚血流や発汗反応も増加しており，皮膚交感神経活動と同期して増加します．また，濃い灰色で示したR波に同期する成分も，うすい灰色で示した同期しない成分も両方増加していることがわかります．一方，低血液量群では，暑熱負荷による深部体温上昇時には，交感神経活動の心周期同期成分と皮膚血流反応の増加が抑制されます．しかし，発汗や心周期非同期成分の増加は抑制されません．さらに，暑熱負荷をした低血液量群に，急速に点滴をして血液量を回復させると，発汗反応と心周期非同期成分への影響はみられないないままですが，皮膚血流反応が回復し，同時に交感神経活動の心周期同期成分が回復することが認められます．これらの結果から，皮膚交感神経活動には心周期同期成分と非同期成分が存在し，同期成分は高体温時における皮膚血流反応に，非同期成分は発汗反応にかかわっている可能性が明らかになりました．また，この変化は血液量に大きく関係していることが明らかになりました．

4. 脊髄損傷した障がい者に対する暑熱対策

　胸腰髄損傷者（**脊損**）の体温調節の問題，暑熱対策の必要性については第1章32項・47項に記載しています．これら脊損に対する暑熱対策としての暑熱順化のプログラム導入による効果が期待されますが，未だその研究報告は多くありません．先行研究において，脊損に対して1週間前後の暑熱への曝露や暑熱環境下での運動トレーニングを行った試みはありますが，暑熱順化を獲得できなかったと報告されています（Gass et al., 2001；Trbovich et al., 2016）．この理由は明確でありませんが，健常者に比べて暑熱負荷時に皮膚の温度受容器などに由来する温度入力が常に減弱していること，健常者に比べて絶対的な運動強度が低いため，筋肉での熱産生が減少し，十分な深部体温上昇が得られないこと，十分な栄養摂取が行われていないなどの可能性が考えられます．脊損が暑熱順化を獲得するためのプログラム作成には，運動強度の再考，トレーニング直後に糖タンパク質を摂取するなどの栄養面の考慮が必要であると予想しています．

まとめ

①熱中症のリスク予防として，脱水の未然予防，速やかな脱水状態の回復が重要です．

②暑熱環境においては大量の発汗が，脱水の大きな原因です．この際の特徴として，高ナトリウム血症，血漿浸透圧の上昇があります．

③脱水の予防や回復に対して飲水が重要であるのは確かですが，口渇にたよった飲水は，自発性脱水や口腔咽頭反射の影響によって脱水を遷延させる可能性があり，意識的な飲水が重要です．

④熱中症の予防として，暑熱順化が有効と考えられます．この機序は明らかでない部分が多いのですが，継続的な運動や暑熱への曝露が体液や体温調節反応に有効にはたらくと考えられています．

⑤脊髄損傷の人たちは，熱中症の大きなリスクグループと言えますが，暑熱順化の有効性については明確ではないため，今後の研究が必要です．

文　献

Allan JR, Wilson CG（1971）Influence of acclimatization on sweat sodium concentration. J Appl Physiol, 30: 708-712.

Doupe J, Ferguson MH, Hildes JA（1957）Seasonal fluctuations in blood volume. Can J Biochem Physiol, 35: 203-213.

Gass EM, Gass GC（2001）Thermoregulatory responses to repeated warm water immersion in subjects who are paraplegic. Spinal Cord, 39: 149-155.

Greenleaf JE, Brock PJ, Keil LC, et al.（1983）Drinking and water balance during exercise and heat acclimation. J Appl Physiol Respir Environ Exerc Physiol, 54: 414-419.

Ikegawa S, Kamijo Y, Okazaki K, et al.（2011）Effects of hypohydration on thermoregulation during exercise before and after 5-day aerobic training in a warm environment in young men. J Appl Physiol（1985）, 110: 972-980.

Kamijo Y, Okumoto T, Takeno Y, et al.（2005）Transient cutaneous vasodilatation and hypotension after drinking in dehydrated and exercising men. J Physiol, 568（Pt 2）: 689-698.

Kamijo Y, Okada Y, Ikegawa S, et al.（2011）Skin sympathetic nerve activity component synchronizing with cardiac cycle is involved in hypovolaemic suppression of cutaneous vasodilatation in hyperthermia. J Physiol, 589（Pt 24）: 6231-6242.

Kamijo Y, Ikegawa S, Okada Y, et al.（2012）Enhanced renal Na$^+$ reabsorption by carbohydrate in beverages during restitution from thermal and exercise-induced dehydration in men. Am J Physiol Regul Integr Comp Physiol, 303: R824-R833.

Kamijo Y, Okazaki K, Ikegawa S, et al.（2018）Rapid saline infusion and／or drinking enhance skin sympathetic nerve activity components reduced by hypovolaemia and hyperosmolality in hyperthermia. J Physiol, 596: 5443-5459.

Trbovich MB, Kiratli JB, Price MJ（2016）The effects of a heat acclimation protocol in persons with spinal cord injury. J Therm Biol, 62（Pt A）: 56-62.

上條義一郎，池川茂樹，能勢博（2012）運動トレーニングによる暑熱馴化メカニズム：能動性皮膚血管拡張神経の役割．体力科学，61：279-288.

【上條義一郎，永島　計】

4　リズムでわかる体温調節機能としくみ（概日リズム，季節リズム）

　平温と呼ばれるヒトの体温のリズムについての記載は19世紀にさかのぼり，健常な成人で37℃前後とされています（第1章5項参照）．この平熱の概念を提唱した研究者の1人である，Wunderlich博士は，この平熱を中心とした36.2℃から37.5℃を正常体温と述べるとともに，健康なヒトでも疾病があるヒトでも，体温は朝（午前2〜8時）に低く，夕方（午後4〜9時）に高くなる「ゆらぎ」の存在を報告しています（Wunderlich et al., 1871）．これが，体温の概日リズムとして現在に至るまで認識されており，37℃を中心に約0.5℃の振幅（最大値あるいは最小値との振れ幅）を持つと言われています．体温の概日リズムは，現在でも多くの研究者が対象にしていますが，他にも季節や女性の性周期に伴う体温のリズムがあります．また，飢餓時や低温環境で積極的に体温を低下させる冬眠，日内休眠と呼ばれる現象も一種の体温リズムと言えるかもしれません．

1. 体温の概日リズム

　覚醒と**睡眠**，ホルモンの分泌など多くの生物は約24時間の長さの概日リズムを持っています．特に環境からの影響を最小にしながら体温を保つヒトをはじめとする恒温動物では，体温のリズムもまた環境の影響を受けにくいため，体温の連続的な測定により，その生物が持つ体内時計を評価することがよく行われてい

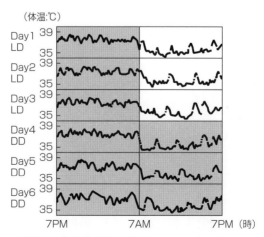

図 3-4-1　正常マウスの体温のリズム（Nagashima et al., 2005 より改変）
最初の3日（上3段）は，12−12時間の暗−明の照明（LD条件）を与え，次の3日（下3段）は恒暗条件（DD条件）にしています．Dayは測定の日にちを示しています．

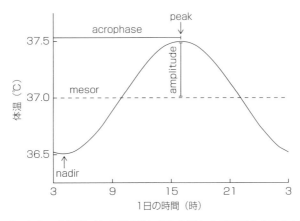

図3-4-2　ヒトの体温リズムを模式的に示した図およびリズムを表すための用語

ます．**図3-4-1**は，実験動物の1つであるマウスの体温の連続測定を示しています．最初の3日間は朝7時（7AM）に点灯し，夜7時（7PM）に消灯しています．4日目からは消灯のままで観察しています（Nagashima et al., 2005）．マウスは夜行性のため夜間（暗期）に体温が高く，昼間（明期）に体温が低いリズムを示します．また，このリズムは1日中消灯した条件でも観察されますので，光によって誘発されているのではないことがわかります．このように体温の概日リズムは，ほとんど毎日ぶれることなく再現されるためマーカーリズムと呼ばれて用いられており（ほかにも自発的な運動の測定などが用いられます），体内時計の時刻指標とされます．**体内時計**は，体温調節にも重要である視床下部に位置する**視交叉上核**（SCN：suprachiasmatic nucleus）が最上位中枢であると考えられています．実験動物の視交叉上核を，電気的に破壊してしまうと，体温をはじめほとんどすべての概日リズムは消失してしまいます．

　私たちが日常生活しているような安定した24時間のリズム，特に太陽の光や照明によって明確な昼と夜の区別がつけられている明暗条件の下では体温のリズムは24時間です．しかし，たとえば薄明かりの中で，食事がいつもとれ，今何時なのかもわからないような環境でヒトが生活を継続すると，体温のリズムは24時間を少し超えてくるようになります．このような状態のリズムをフリーランリズムと呼び，体内時計のリズムを反映すると考えられます．光のシグナルは，実際の環境のリズムと体内時計を合わせる強い因子（同調因子）として知られています．他にも食事（1日3食を時間通りに食べる），社会生活（仕事や学校に行く）なども同調因子の1つです．同調因子は，生体に時間（ドイツ語でzeit＝ツァイト）を与える（同じくgeber＝ゲーバー）という意味で（zeitgeber＝ツァイトゲーバー）と呼ばれます．フリーランリズムは**同調因子**がない状態ですから，非同調リズムとも呼ばれます．**図3-4-2**は24時間の明暗状態で生活するヒトの1

日の体温のリズムを示しています．7時に覚醒して23時に就寝するヒトの場合では，4時ごろに最低値となり（nadir＝ナディアと呼ばれます），覚醒後8～9時間後に最高値（acrophase＝アクロフェーズ）になります．（acrophase＋nadir）／2で計算されるリズムの起点を（mesor＝メサー）と言います．acrophase－mesorの体温の差が，体温概日リズムの振幅（amplitude＝アンプリチュード）と呼ばれます．

2．体温の季節変動

　体温の季節変動について述べたいくつかの研究がありますが，未だ一定した見解には至っていません．その理由は，測定の対象となるヒトの数の問題や，測定時の環境温度による影響を無視できず，いずれも内的な体温の季節変動を反映したものかどうかがわからないことが大きいと考えられます．たとえば，本間らは直腸で測定した平均体温は夏に高く，冬に低いと報告しています（Honma et al., 1990）．また，体温概日リズムの振幅は変わらず，acrophaseがみられる時間は夏で83分，冬より早くなると報告しています．しかし，これらの変化が一貫して報告されているわけではありません．

　四季のある地域に生息するハムスターやクマなどある種の恒温動物では，寒冷環境で能動的な低代謝や低体温の状態を継続する冬眠を行います．冬眠を誘導するシグナルとしては，一定期間の環境温度の低下や一定期間の飢餓状態があげられています．この意味から，一種の体温の季節変動と言えるかもしれません．また，冬眠を行わない恒温動物でも，急な低体温や飢餓状態に曝された場合に，1日の体温のリズムの中の数時間，冬眠に近い状態となり，大きく概日リズムが変動する場合があります．このような変化を日内休眠と呼びます．

　基礎代謝を高く維持することは，生物が環境温度の大きな季節変動の中で生存，活動を行うために非常に重要です．哺乳類および鳥類は，寒冷環境においても代謝を上昇させ体温の恒常性を保つことが可能になります．この結果，運動，脳機能，成長，生殖など多くの点で，ほかの動物に比べて優位性を保つことが可能になります．ただし，季節変動のある地域に暮らす動物にとって，冬に得られる食餌量の減少は，非常に不利にはたらくことになります．高い代謝量の維持には，高コストで高価なエネルギー消費が必要です．冬には草食動物であれ，肉食動物であれ得られる食餌量は減少します．しかし，環境温度の低下に対して体温を維持するには行動性体温調節のみでは不十分で（ヒトは多くの地球エネルギーを用いて環境温度すら変えてしまうので例外ですが），褐色脂肪や白色脂肪，あるいは筋肉による，ふるえ熱産生，非ふるえ熱産生を動員して体温を維持する必要があります．体温の維持は非常にエネルギーを必要とする作業です（第1章6項，第1章12項参照）．たとえば24℃から5℃程度低い環境温度に1日滞在すると，100～

200 kcal程度基礎代謝が増加します．ただし，これには個体差，年齢差があり，代謝が十分増加しない場合は，体温の下降をきたします．体温の低下は，エネルギーを節約することになりますが，一方で上に述べた体温の恒常性のメリットを放棄することになってしまいます．

　ある種の恒温動物が示す，代謝と体温が低下した状態をtorpor（トーポー，**休眠**と訳されることもあります）と呼んでいます．torporは恒温動物にとって，エネルギー不足の問題を解決して生存を可能とする非常に有用な方法と考えられます．torporを示している動物では基礎代謝が大きく減少する特徴があります（時には90％以上）．代謝の低下を誘導するメカニズムは，まだよくわかっていないのですが，体温のセットポイントが低下し，その次に代謝が減少すると考えられています．**Q10効果**の影響で，体温低下により，代謝がさらに減少します．Q10効果とは，温度が10℃変わると，生理機能がどれだけ変化するかという指標です（第1章13項参照）．計算上，一般的に評価される生理学的機能は2〜3倍の範囲で変化すると言われています．たとえば，神経の情報伝達速度は，10℃温度が上昇すれば2〜3倍に，10℃下降すれば1/2〜3になってしまうことを示しています．体温の低下は，それだけで代謝にかかわる生命活動を減弱させます．心臓機能の低下，呼吸による換気能の低下，細胞レベルでは酵素の不活性化がさらに生じます．torporでは体温は，しばしば環境温度に近づきます．しかし，恒温動物では，その恒温性を完全に放棄するわけではありません．また，低体温は単なる代謝を維持するためのエネルギー不足のみによるものではありません．実際，体温の低下がセットポイント以下に到達すると，代謝が増加して産熱し，セットポイントに体温を維持します（第1章16項参照）．これはおそらく低温による組織損傷を防ぐためだと考えられています（Jastroch et al., 2016）．

　torporの生じる頻度，体温や代謝の低下の大きさ，および持続時間は動物種によって大きく異なります．数週間続くような長期間かつ季節性を示す**冬眠**（hibernation）から，1日のうちで数時間，体温や代謝が低下する**日内休眠**（daily torpor）までさまざまです．**図3-4-3**はハムスターの冬眠（環境温度を5℃に低下させて誘導しています）とラットの日内休眠（4日絶食してから誘導しています）を示しています（新谷ほか，2005；Yoda et al., 2000）．冬眠は，しばしば体温が0〜10℃の間で数日続く低下とほぼ正常体温への回復によって特徴付けられます．動物によっては氷点下まで体温が下がる動物がいます．一方，日内休眠では通常，非活動期（夜行性のマウスでは，非活動期である明期）の代謝低下，つまり代謝の数時間の低下によって特徴づけられます．また，体温のセットポイントの低下は，冬眠をする動物ほどではないのが通常です．冬眠動物と日内休眠を行う動物では，その低体温や低代謝の機序は大きく異なると考えられています．

　冬眠で一番問題になるのは，体温調節反応を抑制して熱産生反応を抑制するよ

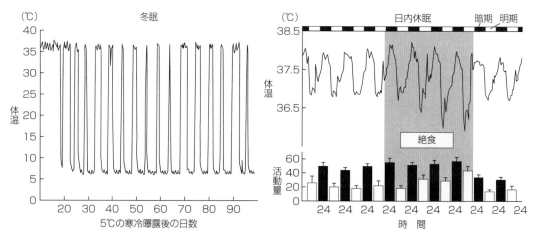

図3-4-3 ハムスターの冬眠時（左）とラットの日内休眠（右）の体温変化
（左図：新谷ほか，2005；右図：Yoda et al., 2000 より改変）

100日間5℃の外気温にハムスターを曝露した際の体温変化（左図）とラットに絶食を4日間行った際の体温変化（右図）を示しています．右図上部の黒い長方形は暗期，白い長方形は明期を，下部の黒で示した棒グラフは暗期の活動量を示し，白で示した棒グラフは明期の活動量を示しています．

りも，冬眠からの覚醒だと考えられます．先ほど述べたQ10効果の影響で復温するために，寒冷環境と同様な体温まで下降した状態で，さまざまな生命活動を活性化するのは非常に難しいことですし，エネルギー的には大きなコストを必要とするからです．

まとめ

①体温の概日リズムは，その安定した日々の再現性のため，マーカーリズムと呼ばれることもあります．多くの概日リズムは，体内時計によって支配されています．

②概日リズムは，視床下部にある視交叉上核（しこうさじょうかく）によってコントロールされています．このため視交叉上核（しこうさじょうかく）が体内時計の本体であると考えられています．

③光などの環境条件，仕事や学校などの社会条件も概日リズムに影響を与える，あるいは概日リズムをリセットするための重要な因子です．これらの条件を総称して同調因子と呼びます．

④代謝を節約するためには体温調節による熱産生反応を抑制することが有効です．このためある種の動物では飢餓や寒冷環境において，torpor（トーポー）と呼ばれる積極的に代謝や体温を低下させる反応がみられます．

⑤Torpor が長期間に及ぶと冬眠，1日のある時期のみみられる状態を日内休眠と呼びます．

文　献

Honma KI, Honma S, Kohsaka M, et al.（1990）Seasonal variations of the circadian rhythms in sleep-wakefulness, rectal temperature and plasma melatonin level in 10 healthy male subject. Psychiatry Clin Neurosci, 44: 161-162.

Jastroch M, Giroud S, Barrett P, et al.（2016）Seasonal Control of Mammalian Energy Balance: Recent Advances in the Understanding of Daily Torpor and Hibernation. J Neuroendocrinol, 28（11）.　doi: 10.1111/jne.12437.

Nagashima K, Matsue K, Konishi M, et al.（2005）The involvement of Cry1 and Cry2 genes in the regulation of the circadian body temperature rhythm in mice. Am J Physiol Regul Integr Comp Physiol, 288: R329-R335.

Wunderlich CA, Seguin E（1871）Medical Thermometry, and Human Temperature.　William Wood & Company.

Yoda T, Crawshaw LI, Yoshida K, et al.（2000）Effects of food deprivation on daily changes in body temperature and behavioral thermoregulation in rats. Am J Physiol Regul Integr Comp Physiol, 278: R134-R139.

新谷光輝, 田村豊, 塩見浩人（2005）ハムスターの冬眠を制御する中枢神経機構解明に関する研究. 福山大学薬学部研究年報, 23：1-20.

【永島　計】

5　体温調節機能の破綻としくみ

　体温調節不全は，体温調節機能がさまざまな要因で破綻した時に起きます．具体的には，**中枢性機能障害**，**末梢性機能障害**，外的要因によります．その結果，通常一定に保たれている体温は，高体温や低体温の状態となります．暑熱，寒冷という外的要因によって起こる局所障害として，熱傷，凍傷，凍瘡（しもやけ），レイノー現象があります（そのほか，発熱，リズム，免疫，運動，入浴については第1章，第2章，第3章各項を参照）．

1．中枢性機能障害

　ヒトでは，もともと脳の体温調節中枢（第1章17項参照）に機能障害があり，体温が一定に保てないということはほとんどみられないことです．体温調節は生存の必須能力なので，何らかの原因で体温が保てない個体は，産まれてくることができないのかもしれません．

　日常生活で中枢性の体温異常としては，感染時の発熱物質による発熱があります（第3章2項参照）．発熱患者の体温のピークは40.0～40.6℃で，41.1℃以上になった患者はわずかだったという報告があります．中枢神経において，発熱時も41.1℃以上の高熱が起きないような「しくみ」があるのかもしれません．体温調節中枢の視索前野には温度感受性ニューロンがあり，高い温度に反応する温ニューロンに温度受容分子TRPM2が発現していることが動物実験で示されています（第1章17項参照）．ヒトのこのような反応にTRPM2がかかわるのか，今後の研究が待たれます．

　そのほか，中枢性機能障害は中枢神経の器質的・機能的疾患（脳卒中，腫瘍，血管障害）が原因で起き，変温的というより，高体温か低体温になります．多くの脳疾患では，低体温より高体温になることが多いのです．脳疾患は熱産生能より熱放散能に影響を与えやすいのでしょう．詳しいメカニズムはわかっていません．

1）アルツハイマー型認知症

　アルツハイマー型認知症と体温について，興味深い報告があります．アルツハイマー型認知症は，過剰にリン酸化された脳のタウタンパクが原因と考えられています．患者には，体温の振幅と頂点位相が増加するという体温リズム異常がみられます．ある研究者は，体温はタウタンパクの過剰リン酸化と集合にかかわる

と述べています．ヒトや実験動物において，寒冷刺激はタウタンパクの増加に影響することが報告されています．また，麻痺による体温低下は，タウタンパクを増加させます．高齢者の体温調節異常（体温が低下しやすいこと）がタウタンパクの増加にかかわるかもしれません．温度刺激とタウタンパクのリン酸化の関係が詳しくわかれば，アルツハイマー型認知症だけでなく，その他の神経変性疾患の治療につながるかもしれません（Carrettiero et al., 2015）．

2）パーキンソン病

　パーキンソン病は，錐体外路系（運動の協調に必要な神経回路，たとえば，腕を曲げる時，腕を伸ばす筋肉を弛緩させるなどの調節をします）の中枢障害が原因で起こる疾患で，筋肉の緊張が高まり，随意運動が困難となります．パーキンソン病では，脳のドーパミン系に異常がみられます．ドーパミンは脳の重要な神経伝達物質の1つです．脳のドーパミン受容体は体温調節にも関与することから，パーキンソン病患者は中枢性に体温調節機能の破綻が起きていると考えられます．パーキンソン病患者の高体温にはさまざまな原因があります．原因の1つは，パーキンソン病のうつ症状に用いられる抗うつ薬の1つであるセロトニン再取り込み阻害薬により，高セロトニン症候群（発汗亢進，発熱など）となっている可能性です．また，暑熱環境下で，パーキンソン病患者は服薬の影響で熱中症になりやすいです．パーキンソン病の治療薬の1つである抗コリン薬が原因となり，高熱，意識障害，発汗の低下が起こります（湯浅ほか，2007）．

2．末梢性機能障害

　中枢神経が正常であっても，体温調節の効果器である末梢の熱産生，熱放散器官に異常があると体温調節不全となります．先天性無痛無汗症，魚鱗癬，汗疹，甲状腺機能亢進症などが体温調節不全の原因となります．

1）先天性無痛無汗症

　先天性無痛無汗症は，温覚，痛覚の欠如と発汗障害に加え，精神遅滞を伴う常染色体劣性遺伝の疾患です．原因は，チロシンキナーゼ型神経成長因子受容体遺伝子NTRK1の機能喪失性変異です．神経成長因子とは，ニューロンの生存，維持にはたらく神経栄養因子です．患者は，神経成長因子依存性一次求心性ニューロンと交感神経節後ニューロンが欠損しています．神経成長因子依存性一次求心性ニューロンは，温覚，痛覚刺激に反応するので，これらの感覚がなくなるのです．また，温覚，痛覚以外に種々の刺激にも反応するニューロンであり，かゆみも感じません．環境温度に依存した高体温，低体温になります．特に無汗による高体温が特徴的で，鳥肌も立ちません．たとえば臨床例として，真夏の炎天下で高温の車内において，窓を閉め切りエアコンを使わない状態で運転していたという報告があります（犬童，2015）．

2）魚鱗癬（ぎょりんせん）

魚鱗癬による汗の表皮への排出障害も，発汗しにくくなり，高体温を起こしやすくなります．魚鱗癬は，先天的異常により胎児の時から皮膚の角化層が厚くなる疾患で難病に指定されています．疾患遺伝子の同定が進み，約40個の原因遺伝子が報告されています．ケラチンとその凝集，周辺帯形成，脂質代謝，細胞間輸送，細胞内輸送，小胞輸送，タンパク分解，転写など，表皮のさまざまな機能にかかわる遺伝子が原因となります．たとえば，TGM1，ABCA12，ALOXE3，ALOX12B，CYP4F22，NIPAL4などです．また，酵素のリポキシゲナーゼの異常で，皮膚のバリア障害が起きます（山西，2013）．

3）汗　疹

汗疹は高温高湿環境下で，たくさん汗をかいた時に起こる皮膚の病変です．汗腺の導管を塞ぎます．子どもに多く，小さな吹き出物や水ぶくれで，かゆみがあります．首，胸，肘の屈曲面，足の鼠径部にみられます（Gomez, 2014）．

4）甲状腺機能亢進症

甲状腺ホルモンは代謝を調節するホルモンで，熱産生に関係します．甲状腺機能亢進症による熱産生の亢進によっても，深部体温の上昇が起こります．甲状腺機能亢進症の発症・経過には心理社会的要因も関与します．発症に影響する要因として，仕事，人間関係，別離，経済的問題などのネガティブなライフイベント，日常的苛立ち事があります．経過に影響する要因の中で，増悪要因として，ライフイベント，日常的苛立ち事，抑うつ傾向，神経症傾向，失感情言語症，過剰適応傾向，摂食障害があります．疾患を改善する要因として，合理的判断力，感情表出力が関係するとも言われています．患者がストレス対処行動として行っている喫煙も，疾患に影響する可能性があります．甲状腺機能亢進症は自己免疫疾患の1つとして発症する場合もあり，ストレスで増加したグルココルチコイドやカテコラミンがこの疾患に影響すると考えられますが，心身相関の詳しい「しくみ」はまだわかっていません（深尾ほか，2016）．

3．外的要因

1）運動，入浴，環境温

中枢性・末梢性機能障害がなくとも，外的要因として，過度な運動（第1章28項参照），高温の入浴（第1章31項参照）により，高体温になります．

暑熱時の疾患として，熱性けいれん，熱性疲労，熱中症（第1章33項参照）があります．熱性けいれんは，随意筋の有痛性けいれん（こむら返り）が主な症状で，塩分不足が原因と考えられています．さらに進むと，頭痛，悪心，めまい，頻脈，失神などを伴う熱性疲労となります．熱性けいれんと熱性疲労では，発汗機能は保たれています．さらに進むと，熱中症となります．熱中症は，体温上昇，意識

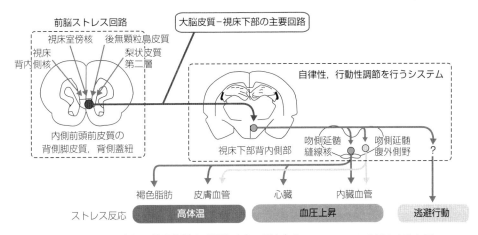

図3-5-1　ストレス性高体温の「発生メカニズム」(Kataoka et al., 2020 より改変)

喪失，発汗の停止が起き，解熱剤が効きません．体温調節中枢が障害されていると考えられます．発汗が停止する原因は，熱放散にかかわる中枢神経と末梢器官の汗腺自体の異常かもしれません．

　寒い環境では，高齢者は体温が下がりやすいです．これは，熱産生能が低下すること，寒冷感覚が鈍くなり，衣服を着る，エアコンを付けるといった行動性体温調節を起こしにくいことが原因です．高齢者の周囲の人たちは，体調や環境温の変化に注意を払いましょう．雪山，海での遭難などでは，低体温が起きる可能性があります．体温が30℃以下では意識障害が出現し，呼吸・循環・代謝系が抑制されます．体温が25℃以下では，心室細動・心停止・呼吸停止を起こしやすくなります．

2）心理的ストレス

　心理的ストレスも外的要因です．心理的ストレスによるストレス性高体温が臨床例として報告されています．近親者の死，仕事量の増加により高体温となった患者，いじめを目撃したストレスにより高体温となった若年の患者などが知られています．前者には解熱剤が効かず，抗うつ薬が奏功しました．後者は，転校して生活環境を変えるという介入が行われ，高体温が治りました（Oka, 2015）．近年，ストレス性高体温のメカニズムが実験動物で明らかになってきています（**図3-5-1**）．ネズミを用いた実験では，心理的ストレスを与えて高体温になったネズミは，褐色脂肪組織の熱産生が増加していました．ネズミの褐色脂肪組織は，寒い環境で非ふるえ熱産生器官としてはたらいています（第1章10項参照）．心理的ストレスを受けると，寒くないのに褐色脂肪組織が活性化して高体温を起こすのです．ネズミを用いた実験では，心理的ストレスを与えると，その情報は大脳皮質（後無顆粒島皮質，梨状皮質第二層）と辺縁系（視床室傍核，視床背内側核）からストレスにかかわる内側前頭前皮質の一部の領域（背側脚皮質，背側蓋紐）

に神経連絡して伝えられ，さらに視床下部背内側部へ伝えられ，褐色脂肪組織の熱産生，頻脈，血圧上昇，ストレスからの逃避行動を起こすことが明らかになりました（Kataoka et al., 2020）．証明するのはなかなか難しいですが，ヒトでも同様のメカニズムなのか，将来の研究に期待しましょう（第1章22項参照）．

3）食　事

　食事も体温に影響を与えます．食事を摂らないことによる低血糖，栄養失調や，過度なダイエットは体温の低下を招きます（永島ほか，2010）．また，過食による肥満も体温調節に影響します．標準体重のヒトと比べ，肥満のヒトは暑熱時の体温調節能が劣るという報告があります．夏と冬に，足をお湯で刺激した実験で，肥満のヒトは体温が上がった時に標準体重のヒトより発汗しづらかったのです．冬の温熱感覚は，肥満のヒトの方が鈍くなっていました．肥満のヒトが暑熱時の体温調節が劣る原因として，体深部から体表への物理的な熱放散効率の低下が原因と考えられています．これには，体重あたりの体表面積が小さく，皮下脂肪による断熱効果，熱を伝達するのに重要な細胞外液が相対的に少なくなることが寄与すると報告されています（Kanikowska et al., 2013）．

4）薬　物

　薬物による高体温，低体温があります．まず，高体温を起こす薬物です．抗うつ薬に含まれるセロトニンは，中枢で体温を上昇させる作用があります．暑熱下では，α－アドレナリン作動薬（アンフェタミン，エフェドリンなど）は皮膚血流量を減少させ，熱放散を抑制します．抗コリン薬（アトロピンなど）は発汗を減少させます．β－アドレナリン拮抗薬，Ca^{2+}チャネルブロッカーは心機能を抑制し，熱放散を抑制します．サリチル酸，交感神経作動薬も高体温を起こします．

　次に，低体温を起こす薬物です．麻酔薬のプロポフォールは，末梢血管収縮とふるえの閾値温度を低下させ，低体温を起こします．麻酔前薬に用いられるミダゾラムは，末梢血管拡張を起こします．寒冷下では，β－アドレナリン拮抗薬は脂肪での熱産生を阻害します．コリン作動薬は熱放散を亢進させます（永島ほか，2010）．

5）環境温度と局所障害

　暑い環境，寒い環境における局所障害を紹介します．暑い環境での局所障害は火傷です．寒い環境での局所障害は，凍瘡，凍傷，レイノー現象です．凍瘡は，いわゆる「しもやけ」のことです．

　熱傷とは，高温の気体，液体，固体，または火炎による皮膚または粘膜の組織障害です．多くは60℃以上の高温で，60℃以下でも長時間接触した場合に熱傷が起きます．熱傷は，高熱により細胞内のタンパク質が凝固，変性することで起こると考えられています．その結果，毛細血管の透過性が亢進して浮腫を起こします（永島ほか，2010）．

　凍傷は，非常に寒い環境において，体の一部の局所皮膚温が下がり，強い疼痛，

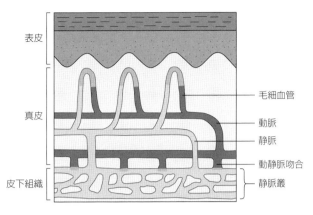

図3-5-2　動静脈吻合（AVA：arterio-venous anastomosis）の断面図（鈴木，2015より改変）

感覚の喪失，血行障害，組織の凍結が起きるものです．進行すると組織が壊死します．手や足には動静脈吻合（AVA：arterio-venous anastomosis）があります（**図3-5-2，図1-9**参照）．動静脈吻合とは，皮膚血管に特有の動脈と静脈を毛細血管を介さずに直接つなぐ太い連絡路です．温かい血液を大量に静脈叢に送り，皮膚を温め，大量の熱放散を促します．足や手の組織が凍結するまでの過程で，局所防衛反応として，この動静脈吻合が拡張して血流が増加します．血液は熱を運びますから，血流の増加により皮膚の組織が温まり，凍結を防ごうとするのです．これを寒冷血管反応（cold vascular reaction：hunting reaction）と言います．しかし，このような局所防御反応を超える強い寒冷環境では，組織は凍結します．凍結すると，氷により細胞が機械的に破壊されること，細胞の浸透圧が上昇することで，細胞死に至ると考えられています．凍傷による壊死のメカニズムはよくわかっていませんが，組織の細胞が凍ることや血流障害が原因かもしれません．

　凍瘡は早春，晩秋といった温暖な季節に多発します．手，足のうっ血，血管壁の透過性上昇による細胞外液（毛細血管から浸出した体液のこと）の増加による障害です．日本だけでなく，北米，イギリス，フランスでもみられます．米国の調査では，患者は特に子ども，高齢者，女性，喫煙者，アフリカ系アメリカ人に多く，個人差が大きいと言われています．その原因はよくわかっていませんが，遺伝的素因，年齢，性差などがあります．寒冷血管反応の程度も関与するかもしれません．皮下脂肪が薄い痩せ型の体型もリスクが高まります（Almahameed et al., 2008）．

　レイノー現象は，寒冷刺激や情動ストレスで起こる手足の指の動脈の収縮です．血管収縮により，指は白色になります．その後，酸素不足により紫色になります．最後に，血流の再環流により，赤色になります．疼痛や異常感覚が起きることがあります．四肢の血管でα2受容体の感受性が増大，血管収縮物質のエンドセリ

ンの過剰発現がみられ，血管収縮しやすくなっています．また，血管拡張物質の
カルシトニン遺伝子関連ペプチドを含む神経が減少しているため，血管拡張しに
くくなっています（永島ほか，2010）．

まとめ

①アルツハイマー型認知症，パーキンソン病などの中枢性機能障害により，体温
　低下，高体温といった体温調節機能の破綻が起きます．
②先天性無痛無汗症，魚鱗癬，汗疹，甲状腺機能亢進症などの末梢性機能障害に
　より，発汗などの体温調節機能の異常が起きます．
③運動，入浴，環境温変化，心理的ストレス，食事，薬物といったさまざまな外
　的要因によっても体温調節機能が影響されます．

文　献

Almahameed A, Pinto DS（2008）Pernio（Chilblains）. Curr Treat Options Cardiovasc Med, 10:
　128–135.
Carrettiero DC, Santiago FE, Motzko-Soares AC, et al.（2015）Temperature and toxic Tau in
　Alzheimer's disease: new insights. Temperature（Austin）, 2: 491-498
Gomez CR（2014）Disorders of body temperature. Handb Clin Neurol, 120: 947-957.
Kanikowska D, Sato M, Sugenoya J, et al.（2013）Attenuated thermoregulatory responses with
　increased plasma osmolality in obese subjects during two seasons. Int J Biometeorol, 57: 663-
　667.
Kataoka N, Shima Y, Nakajima K, et al.（2020）A central master driver of psychosocial stress
　responses in the rats. Science, 367: 1105-1112.
Oka T（2015）Psychogenic fever: how psychological stress affects body temperature in the
　clinical population. Temperature（Austin）, 2: 368-378.
深尾篤嗣，高松順太，宮内昭（2016）甲状腺機能亢進症（特集：ストレスで悪化する内科疾患：
　その病態と治療）. Modern Physician，36：960-963.
犬童康弘（2015）先天性無痛無汗症の分子病態からみた神経成長因子と痛みの生理学：内感覚
　と交感神経と情動の関係. 脳と発達，47：173-180.
永島計，紫藤治，稲葉裕ほか編，彼末一之監修（2010）からだと温度の事典. pp86-88,
　pp117-119，pp123-128，p143，pp160-164，朝倉書店.
鈴木郁子編著（2015）やさしい自律神経生理学. p111（図12-1），中外医学社.
山西清文（2013）常染色体劣性魚鱗癬の病型と病態解析—最近の動向—. 日本皮膚科学会雑誌，
　123：1929-1934.
湯浅龍彦，鎌田正紀，石川厚（2007）パーキンソン病における熱性ストレス症候群：それはよ
　り本質的な問題である. 医療，61：449-457.

【内田有希】

Index

Epilogue

　本書，『体温の「なぜ？」がわかる生理学』をつくるきっかけとなったのは，杏林書院の佐藤直樹さんにお声かけいただいたことにはじまります．それまでに佐藤さんとは，雑誌，"体育の科学"に何度か執筆の機会をいただいてお付き合いがありました．真夏のスポーツイベントでの熱中症の問題について書いた記事をきっかけに，体温にご興味をもっていだき，体温をテーマにした本を作ってみませんかとお声掛けをいただきました．

　実は，最初にいただいたタイトルは，"こんなにおもしろい体温の話"というものでした．確かに，私にとっては，面白いから数十年も体温の研究を続けているのですが，きっちりやるには，物理学の中でも少し異端な熱力学の勉強をしたり，分子や遺伝子，神経科学のこともわからないと体温の生理学研究者とは言えないのも事実です．多くの読者の皆さんに，"こんなにおもしろい"と思ってもらえる内容を提供する自信はとてもありませんでした．しかし，体温は医学だけでなく，環境，建築，衣服にも大きくかかわる分野ですから，退屈な専門の枠組みではない，特に医学部などで習うような"生物学のみに基盤をおいた生理学"をこえる"体温の生理学"の教科書を作ることができれば，きっとインパクトがあるだろうなと思ってお話に乗ることにしました．また，私の若い時は，かけだしの生理学者は，物語のようにじっくり教科書を読むことで理解を進めていきました．輪読会もよくやりました．しかし，今その教科書は改訂を重ねた結果，巨大化して，もはや通読する気にはとてもならない辞典になってしまっています．断片的なネット検索や論文の速報を読むだけでなく，教科書を読むことで得られる生理学のワクワク感をこれから学ぶ若い人や初学者の人たちにも共有してもらいたいという私の気持ちもあります．この本が，教科書であるとともに，短編科学小説のように読んでもらえればいいなと思っています．

　多くの生物学，生理学，医学にかかわる研究分野は遺伝子や分子レベルのからのアプローチが基本になりつつあります．DNAの二重らせんを発見したフランシス クリック博士は，『生物学における現代的運動の究極の目標は生物学全体を物理学と化学を用いて説明する（機械論，著者注釈）ことにある』と述べています．体温の生理学は生物学の一分野でもありますが，クリック博士の言葉からいうと，体温の生理学は物理学と化学のみでは，まず説明できない異端児であると言える気がします．機械論のみでは，ヒト特有の温熱感覚や，発育に伴う暑さへの応答の変化，個体差などを説明することは難しいと思われます．分子のメカニズムを探索すると同時に，システム全体や環境への応答まで考えていかないと説明がつかないのが体温の生理学であると言えます．科学的想像力を培わないと体温の生理学は学修できません．このような研究のスタイルが，体温の生理学が特有のものとして存在しつづける，異端児でありつづけると私は思っていますし，これが，"体温の生理学"の面白いところです．

　本書にご執筆いただいた方々は，先輩であったり，元同僚であったり，教え子であったりと今までなんらかの形で仕事をご一緒にさせていただいている，あるいはいただいた仲間です．社会への研究成果の発信は研究者の使命と言えますが，一方でオタク道を追求できる人でないと一人前でないのも研究者です．何かを書く機会が与えられると，新しい知識や自分の仕事をつめこんで書きた

がるのも研究者の習性と言えます. 今回, 本書を編集するにあたって, 専門用語はできるだけ少なく, ちょっとした生物の知識があれば, 新しい知識まで得られる教科書のような読み物を目指しました. このため, 失礼とは思いつつ, "こんなマニアックな文章など誰も読まない！" などのコメントを校正原稿に書いてしまったこともあります. ご尽力への感謝とともに, "どうか無礼をお許しください" とこの場で陳謝したいと思います. それでも, やっぱりまだ難しいなと思う部分もあり, また失礼なことをお願いすることになるかもしれません.

　最後に, やっぱりこのようにした方がいいと, 何度も内容の修正や改訂に根気よくおつきあいいただいた杏林書院, 佐藤直樹さんに感謝の意をお伝えしたいと思います. そして執筆者の先生による素晴らしい知の情報のご提供に, 尊敬とともに心から感謝を申し上げます. また, 今までの研究活動を支えていただいた恩師, 先輩, 研究室で一緒に働いた同僚, 教え子たち, 最後にいつも味方になって支えてくれた両親 (故正司と祥子) に, お礼の気持ちを表したく思います.

2021年1月　永島　計

【永島　計（ながしま　けい）編著者紹介　】

　私自身のルーツは福岡県の炭鉱町であった現在の飯塚市にあります．生まれは宝塚市，育ちは大阪の枚方市の関西人です．都市近郊の田舎のような街で育ちました．父は会社員，母は専業主婦，小さい頃まで団地っ子という，絵に描いたような昭和の時代をすごしました．自分は至って平凡な子ども時代を過ごしたと思っていましたが，最近，超高齢の母親が知人に対して，「あの子やっぱり変わっていて，いろいろ気難しいでしょ，でも仲良くしてやってね」と頼んでいたときいて，この年齢になって顔から火が出る思いで，吉本新喜劇風にひっくり返りました．ただ，自分は確かに変わっているのかもしれないと，遅ればせながら感じはじめているところです．

　高校は四条畷高校，できはよくありませんでしたが小学生の時から生物（いきものも，勉強も両方）が好きでした．しかし，何を思ったか，理学部の生物か情報工学にいこうと思っていたのを高3の夏に進路変更，医学部進学に転向しました．前者ならなんとか現役合格でいけたのですが，医学部は無理で浪人，1年間京都の予備校に通い，京都府立医科大学医学部に進学しました．合格後は怠け者に逆戻りで，毎年ほぼ全ての教科を追試で進級するという無駄の多い生活を送っていました．自分の転機になったのは医学部5年生で父が脳内出血で倒れ，このままではいけないという気持ちと，父の病気のことを自分で調べたことをきっかけに医学の勉強に精進し，そして医学が大好きになりました．片手間なのですが基礎医学，特に生理学を勉強し直して好きになりました．大学の卒業とともに父は別の世界に旅立ちました．

　当時は，余計な気負いみたいなものもあり，男は外科だと志望しました．その考え方はしばらく続き，心臓外科まで志しました．外科の生活もそれなりに楽しかったのですが，検査で上がってきた患者さんのデータを解釈したり，点滴での輸液管理を考えたり，ICUで呼吸管理したりする方が好きだったと思います．ふり返ると手術室でメスを振り回すのは向いていなかったのだと思います．実際，時間を気にしながら確実な作業を行い，チームワークが要求される外科の仕事が，マイペースな自分には苦痛になってきて（外科医の仕事があわなかったことの言い訳です．手術を自分のペースにあわせて，常に新しさを求めながらやられたら，患者さんはたまったものではないですね），生理学の大学院（京都府立医科大学第一生理教室）にいったん移動させてもらい，それから今の研究生活につながっています．

　大学院生の時は，森本武利先生（故人）に体液にかかわる生理学の指導を受けました．また，当時，講師でおられた能勢博先生（現，信州大学医学部名誉教授）には，ヒトの生理学実験の基礎や面白さを教えていただきました．また，この時，大学院で一緒だった鷹股亮先生（現，奈良女子大学教授）とは，一緒に酒を飲んだり，実験をしたり，議論したりと非常に楽しい時間を過ごしました．その後，当時，体温や体液調節研究の最高峰にあったエール大学のピアス研究所で勉強する機会もいただき，イーサン ナデル先生（故人）にも多くのことを教えていただきました．

　本格的な体温生理の研究をはじめたのは，大阪大学に移動して，彼末一之先生（現，早稲田大学教授）と働く機会を得てからです．彼末先生は工学出身で，物の考え方が斬新で非常に刺激になりました．この頃から，ヒトの研究と実験動物の研究をはじめるようになり今に至っています．この本にも書いてある行動性体温調節の研究をはじめたのは，彼末先生の発想を起点としています．今は温熱的な快不快感の神経基盤，蒸れや濡れの感覚のメカニズム探索を中心に研究を行っています．早稲田大学へ移動後は，多くは文系のバックグラウンドをもつ学生さんたちと，たまにイライラし

ながら，でも楽しく研究を進めることができました．ちょうど今年で父親が亡くなった年齢になります．さてこれから何をしようか，ゆっくりしようか，気持ちも体力も大変な研究はやめようか，趣味を楽しもうか，いろいろ考えました．しかし，趣味はなく，自分に残った本当に打ち込める好きなものは，なんと研究だけで，これはまずいと今思っているところです．

　若い時の趣味はモーターバイクで，大型バイクに20歳ぐらいから10年少しぐらいは乗っていました．ライダーの大学院生とバイクの話をするのはちょっとした楽しみです．今の私の愛車はホンダモンキーですけど．それからは，川釣りをしたり，スクーバダイビングをしたり，サーフィンをしたり，今思えば元気の塊のようなものでした．寝ないで仕事をしたり，それが終わって祇園に飲みにいったり，勉強もしていましたが，よく遊んで楽しかったです．今は埼玉の所沢で，残念ながら元気があっても，そのまま行くところがありません．一杯飲みながら仲間と話す研究の話は「最高」なのですが，今は残念です．野山をかけまわるのは好きではないシティーボーイ？ですので，研究もうちょっと続けますか？　最後に少しだけ自分のWEB情報と代表書籍と論文を並べます．興味があれば覗いてください．（2021年1月，新型コロナ緊急事態宣言でひきこもりの冬）

【主な研究・著書・論文】

<早稲田大学体温・体液研究室のHP＞

　http://btfl.jp

<永島　計の研究実績（researchmap）＞

　https://researchmap.jp/read0191155

<温熱的快不快感に関わるfMRIを用いた脳部位の同定＞

　Aizawa Y et al.: Assessment of brain mechanisms involved in the processes of thermal sensation, pleasantness/unpleasantness, and evaluation. IBRO reports, 6: 54-63, 2019.　https://doi.org/10.1016/j.ibror.2019.01.003

<温熱的快感不快感に関わる総説＞

　Nagashima, K et al.: Thermal comfort. Handbook of Clinical Neurology, 156: 249-260, 2018.　https://doi.org/10.1016/B978-0-444-63912-7.00015-1

<暑熱環境における一般向けの科学書籍＞

永島計著：40℃超えの日本列島でヒトは生きていけるのか 体温の科学から学ぶ猛暑のサバイバル術. 化学同人，2019年.

<子供向けの体温の絵本の監修＞

　永島計監修：ぬくぬくげんきぼくのたいおん，少年写真新聞社，2014年.

<体温，温度にかかわる様々な領域の専門家による辞典＞

　彼末一之監修，永島計ほか編：からだと温度の事典. 朝倉書店，2010年.

<体温にかかわる簡単な総説＞

　永島　計，中村（松田）真由美：ヒトにおける体温の意味と意義. 人間科学研究，25（1）：21-33，2012.　https://waseda.repo.nii.ac.jp/?action=repository_uri&item_id=22824&file_id=162&file_no=1

2021年4月20日　第1版第1刷発行

体温の「なぜ?」がわかる生理学～からだで感じる・考える・理解する～
　定価(本体2,500円+税)　　　　　　　　　　　　　　　　　　検印省略

　　　　　　　　　　　編著者　永島　　計
　　　　　　　　　　　発行者　太田　康平
　　　　　　　　　　　発行所　株式会社　杏林書院
　　　　　　　　　　　　　　　〒113-0034　東京都文京区湯島4-2-1
　　　　　　　　　　　　　　　Tel　03-3811-4887(代)
　　　　　　　　　　　　　　　Fax　03-3811-9148
© K. Nagashima　　　　　　　　http://www.kyorin-shoin.co.jp

ISBN 978-4-7644-1219-4　C3047　　　　　　　三報社印刷/川島製本所
Printed in Japan
　乱丁・落丁の場合はお取り替えいたします.